ARCHIV FÜR TIERERNÄHRUNG

UNTER MITWIRKUNG VON

Prof. Dr. A. Hock, Berlin. Prof. Dr. Dr. W. Lenkeit, Göttingen.
Prof. Dr. Dr. h. c. K. Nehring, Rostock. Prof. Dr. Dr. W. Wöhlbier, Stuttgart-Hohenheim

HERAUSGEGEBEN VON

ERNST MANGOLD

Prof. Dr. med. Dr. phil. Dr. med. vet. h. c. Dr. agr. h. c. Dr. agr. h. c.
Direktor em. des Instituts für Tierernährungslehre
der Humboldt-Universität Berlin

7. BAND
Ausgegeben am 15. APRIL 1957
HEFT

2

AKADEMIE-VERLAG · BERLIN

ARCH. TIERERNÄHRUNG · 7. BAND NR. 2 · S. 65–128 · BERLIN · 15. APRIL 1957

INHALT

Das Archiv für Tierernährung erscheint zweimonatlich in Heften zu 64 Seiten im Format 17,5 × 25 cm. Der Preis des Heftes beträgt DM 8,50. 6 Hefte werden zu einem Band vereinigt. Der Besteller muß sich zur Abnahme eines Bandes verpflichten. Die Hefte werden jeweils einzeln berechnet. Im Jahre erscheint nicht mehr als 1 Band. Bestellungen werden direkt an den Akademie-Verlag GmbH., Berlin W 8, Mohrenstraße 39 oder über eine wissenschaftliche Buchhandlung erbeten.

Manuskriptsendungen — zugelassen sind die vier Kongreßsprachen — sind an den Herausgeber, Herrn Prof. Dr. Ernst Mangold, Berlin N 4, Invalidenstr. 42, zu richten. Mit der Veröffentlichung geht das alleinige Verlagsrecht an das Archiv für Tierernährung über. Daher müssen Arbeiten, die bereits an anderer Stelle veröffentlicht worden sind, zurückgewiesen werden. Die Verfasser verpflichten sich, Manuskripte, die vom Archiv für Tierernährung angenommen worden sind, nicht an anderer Stelle zu veröffentlichen.

Die Verfasser erhalten von größeren wissenschaftlichen Arbeiten 50 Sonderdrucke unentgeltlich. Den Manuskripten beiliegende Zeichnungen müssen sauber, in zweifacher Größe ausgeführt sein. Wenn sie nicht voll reproduktionsfähig nach den Vorschriften des Normblattes DIN 474 eingereicht werden, ist die Beschriftung nur mit Bleistift einzutragen. Zur Herstellung von Netzätzungen sind nur einwandfreie Photographien brauchbar.

Für alle Literaturzitate sind die Vorschriften des Normblattes DIN 1502 und 1502 Beiblatt I maßgebend. Die Zitate müssen den Verfasser (mit den Anfangsbuchstaben der Vornamen), den vollständigen Titel der Arbeit und die Quelle mit Band, Seitenzahl und Erscheinungsjahr enthalten. Das Literaturverzeichnis soll alphabetisch geordnet sein.

Herausgeber und verantwortlich für den Inhalt: Prof. Dr. med. Dr. phil. Dr. med. vet. h. c. Dr. agr. h. c. Dr. agr. h. c. Ernst Mangold, Berlin N 4, Invalidenstraße 42 (Fernruf 42 49 64). Verlag: Akademie-Verlag GmbH., Berlin W 8, Mohrenstraße 39 (Fernruf: 20 03 86); Postscheckkonto: 350 21. Bestell- und Verlagsnummer dieses Heftes 1010/VII/2. Das Archiv für Tierernährung erscheint vorläufig jährlich in 1 Band zu 6 Heften. Bezugspreis je Einzelheft DM 8.50, ausschließlich Porto und Verpackung. Satz und Druck: Robert Noske, Borna (Bez. Leipzig). Veröffentlicht unter der Lizenz-Nr. 1213 des Amtes für Literatur und Verlagswesen der Deutschen Demokratischen Republik· Printed in Germany.

Arthur Scheunert zum Gedächtnis

Professor ARTHUR SCHEUNERT weilt nicht mehr unter den Lebenden. Am 11. 1. d. J. ist er schwerer Krankheit erlegen. Auch unser Archiv für Tierernährung gedenkt dieses hervorragenden Ernährungsforschers in Trauer, aber auch in Dankbarkeit. Das Archiv hat sich selbst geehrt, indem es ARTHUR SCHEUNERT als Mitwirkenden auf der Titelseite anführen durfte. Auch hat es ihm wertvolle Arbeiten aus seinen Instituten zu verdanken. Zum 75. Geburtstag 1954 konnte das Archiv dem Gelehrten eine Festschrift mit Beiträgen seiner Schüler und Freunde widmen. Die Festschrift brachte auch das Bild des Dahingeschiedenen und eine biographische Würdigung seines bewundernswerten Lebenswerkes, das in gleicher Weise der Landwirtschaft, Veterinärmedizin und menschlichen Ernährungsforschung diente. Große Aufgaben hatte er sich noch gestellt. Unsere Glückwünsche haben sich nicht erfüllt. Aber SCHEUNERT hat noch in diesen Jahren ein gerütteltes Maß an Forschungs- wie organisatorischer Arbeit geleistet. Sein Hauptwerk galt dem Ausbau des Institutes für Ernährungsforschung und der Anstalt für Vitaminforschung in Potsdam-Rehbrücke, die er mit vielen Abteilungen, 260 Angestellten und angeschlossener Klinik entwickeln konnte, und für deren Arbeiten er die Zeitschrift „Ernährungsforschung" gründete. Weiter gab ihm die Zuwahl als Mitglied der Deutschen Akademie der Wissenschaften zu Berlin Gelegenheit, seine Persönlichkeit für die Nutzbarmachung der Forschung für die Volksernährung einzusetzen, indem er die Gründung einer besonderen Sektion für Ernährung veranlaßte, die unter seiner Leitung zahlreiche Tagungen über die Bedürfnisse einer vollwertigen Ernährung durchführte.

Zugleich hat SCHEUNERT der Deutschen Akademie der Landwirtschaftswissenschaften zu Berlin als Vizepräsident unschätzbare Dienste geleistet. Daneben war er auch literarisch noch ungemein tätig, indem sein Lehrbuch der Veterinär-Physiologie in immer neuen Auflagen und eine modernisierte Neuausgabe der für die landwirtschaftliche Praxis so unentbehrlichen Grundzüge der Fütterungslehre von Oskar Kellner erschien.

Auch an neuen Ehrungen konnte es da nicht fehlen. So wurde ihm, dem Dr. phil., Dr. med. vet., Dr. med. vet. h. c., Dr. agr. h. c. und Mitglied von 5 Akademien, anläßlich seines 75. Geburtstages als fünftes Doktorat der Dr agr. h. c. der Landwirtschaftlich-Gärtnerischen Fakultät verliehen, an der er 1920 bis 1923 (damals Landw. Hochschule Berlin) Direktor des Instituts für Tierphysiologie (jetzt Tierernährungslehre) gewesen war, in welcher Zeit er den Aufbau seiner systematischen Vitaminforschungen in Angriff nahm. Zugleich erfolgte die Erwählung zum Ehrenmitgliede der Gesellschaft für Ernährungsphysiologie der Haustiere und des Verbandes der Deutschen Landwirtschaftlichen Versuchs- und Forschungsanstalten, und in letzter Zeit noch zum Ehrenmitgliede der Schweizerischen Gesellschaft für Ernährungsforschung, vorher die Ernennung zum Hervorragenden Wissenschaftler des Volkes.

So ist ARTHUR SCHEUNERT nach einem arbeitsreichen, über ein halbes Jahrhundert nur der wissenschaftlichen Forschung gewidmeten und an Erfolgen als Lehrer, Forscher und Organisator überreich gesegneten Leben von uns geschieden. Der Gelehrte von Weltruf ARTHUR SCHEUNERT wird in den Kreisen der Landwirtschaft, Veterinär- und Human-Medizin, denen die Erforschung und Praxis der tierischen und menschlichen Ernährung am Herzen liegt, in Dankbarkeit unvergessen bleiben.

ERNST MANGOLD

Aus dem Institut für Anatomie und Physiologie der Haustiere an der Universität Bonn
(Direktor: Prof. Dr. E. SCHÜRMANN)

R. MÜLLER und *D. HÖTZEL*

Die Ergänzung einer Gerste-Magermilchdiät bei wachsenden Albinoratten durch technische Lysinpräparate

A. Einleitung

In einer vorausgegangenen Serie von Bilanzversuchen an wachsenden Schweinen war bei einer Gerste-Magermilchration die Zulagewirkung eines technischen Lysinpräparates erkannt worden (MÜLLER und MASSBERG [12]). Hierbei und in der Folge ergaben sich im gleichen Zusammenhang weitere Probleme, die, teils grundsätzlicher Natur, unter geringerem Aufwand auch an der Ratte zu überprüfen waren. Jedenfalls sollten die nachfolgend zu beschreibenden Versuche u. a. dieser Möglichkeit nachgehen. Einzelheiten der Problemstellung sowie der Versuchstechnik, die sich weitgehend der von COLUMBUS [5] und NEHRING [16] anschließt, wurden von HÖTZEL [8] näher beschrieben. An dieser Stelle kann die Fragestellung vorliegender Untersuchungen wie folgt kurz umrissen werden:

1. Bewirkt der Zusatz technischen DL-Lysinsulfates zu einer Gerste-Magermilchdiät bei der wachsenden Ratte eine Verbesserung der Eiweißverwertung?
2. Ergibt sich die Verbesserung der Eiweißverwertung auch nach Zulage von technischem Butyryl-DL-Lysin?

Über grundsätzliche Fragen der Qualitätsermittlung der Futterproteine, die im Zusammenhang mit der vorliegenden Versuchsserie auftauchten, sowie über den Vergleich der Ergebnisse aus Untersuchungen an Ratte und Schwein soll in weiteren Abhandlungen berichtet werden.

B. Versuchsdiät und Versuchstechnik

Analog den Versuchen von MÜLLER und MASSBERG [12] an Schweinen wurde eine Diät zusammengestellt, die bei Erfüllung aller anderen Ernährungsansprüche ein Lysindefizit aufweist. Die Zusammensetzung dieser Diät, im folgenden als *Grundfutter* bezeichnet, wird in Tabelle 1 angegeben.

Bei der Beantwortung der Frage, *welche Lysinmenge dem Grundfutter zugesetzt werden muß,* um das Muster der Aminosäuren (AS) in Bezug auf das Lysinangebot zu vervollständigen, ergeben sich Schwierigkeiten, weil bisher auch für Ratten keine zuverlässigen AS-Bedarfszahlen bekannt sind.

Tabelle 1. *Die Zusammensetzung des Versuchsgrundfutters*

Futterart	Prozent des Ges.-Futters	Trock.-Subst.	Roh-prot.	Roh-fett	Roh-faser	Roh-asche	Lys.-Geh. (% d. R. P.)
Gerste	89,1	86,5	9,54	1,96	4,43	2,5	1,834*)
Magermilchpulver	5,2	91,6	33,81	0,50	0,00	7,4	7,14–7,69**
Mineralstoff-mischung DLG IIa	5,2	98,0	2,88	1,10	0,00	80,3	
Vitaminmischung für Schweine S_1	0,5	89,5	18,70	1,60	25,40	4,3	

*) nach einer mikrobiologischen Untersuchung der Farbenfabriken Bayer, Leverkusen.
**) nach ZIMMERMANN [26].

MITCHELL [10] bemerkte hierzu: „Stützende Beweise für veröffentlichte Bedarfszahlen sind nicht viel angegeben worden, so daß der Leser gezwungen ist, sie hinzunehmen, ohne ihre Genauigkeit, ihre Reproduzierbarkeit oder die Versuchsdaten, auf denen sie sich aufbauen, nachprüfen zu können." Hinzu kommt noch, daß die käuflichen, auch die sogenannten reinen AS-Präparate nach MÜLLER und KRAMPITZ [14] erhebliche „Verunreinigungen" enthalten können. Die in Tierversuchen ermittelten AS-Bedarfszahlen geben in solchem Falle den Bedarf der Tiere am handelsüblichen AS-Präparat, nicht dagegen an der reinen Aminosäure an. Die Fähigkeit des Organismus, gewisse essentielle Aminosäuren wenigstens zum Teil aus verwandten Verbindungen synthetisieren zu können, beeinträchtigt zusätzlich die Genauigkeit der gewonnenen AS-Bedarfszahlen.

Auf der AS-Angebotsseite erschwert die Ungenauigkeit der bisherigen Analysenmethodik eine genaue Wertigkeitsvoraussage in gleicher Weise wie im Falle des Bedarfes. In neuerer Zeit wurde zwar die quantitative Bestimmung der Aminosäuren vor allem durch säulenchromatographische Verfahren von STEIN und MOORE [11] verbessert; dagegen gibt es bislang noch kein verlustfreies Hydrolyseverfahren. Mit der Verbesserung der Analytik ergeben sich darüber hinaus völlig neue Probleme durch die Bestimmung bislang wenig beachteter Aminosäuren bzw. AS-Derivate. Als Beispiele aus den eigenen Chromatogrammen seien β-Alanin, 3-Methylhistidin und Oxylysin erwähnt, die sich in beachtenswerten Mengen finden, über deren Stellung im Eiweißstoffwechsel aber noch nichts bekannt ist.

Zusammenfassend muß daher festgestellt werden, daß quantitative Aussagen über die AS-Angebots- und Bedarfsverhältnisse vorerst noch mit äußerstem Vorbehalt zu machen sind.

Um wenigstens eine ungefähre Voraussage über die zweckmäßige *Höhe der Lysinzulage zum Grundfutter* der eigenen Versuche zu machen, wurde im Rahmen des Möglichen eine Berechnung des AS-Angebotes im Verhältnis zum Bedarf durchgeführt und in Abbildung 1 graphisch dargestellt.

Die Gehaltsangaben sind einer Zusammenstellung von LANG und RANKE [9] entnommen. Hinsichtlich des AS-Bedarfes sind u. a. die von den gleichen Autoren zitierten Angaben von M. WOMACK und W. C. ROSE berücksichtigt. Danach werden Cystin und Tyrosin im Organismus aus Methionin bzw. Phenylalanin gebildet. Der Übergang von Tyrosin in Phenylalanin ist nicht möglich. Da jedoch auch ein Bedarf des Organismus an Tyrosin besteht, läßt sich ein Teil (etwa die Hälfte) des Phenylalanins durch Tyrosin ersetzen, was in Abbildung 1 berücksichtigt ist.

Hinsichtlich des Methionins und Cystins liegen — wie oben angedeutet — ähnliche Verhältnisse vor. Die quantitativen Angaben hierüber lassen aber eine auch nur annähernd genaue Bedarfsberechnung nicht zu. Nach ROSE und VIGNEAUD (zit. nach WISS [24]) ist der Organismus über die Darmbakterien in der Lage, bei reichlichem Cystinangebot Homocystein und daraus bei Gegenwart von Methyldonatoren (z. B. Cholin) Methionin aufzubauen. Im allgemeinen rechnet man damit, daß ein Sechstel des benötigten Methionins durch Cystin ersetzt wird. Dementsprechend ist in Abbildung 1 der Bedarf an Methionin um ein Sechstel gekürzt. Ungeachtet des dabei immer noch bestehenden, bzw. errechneten Unterangebotes an Methionin wurden die Versuche nur auf die Zulagewirkung des Lysins ausgerichtet. Bei einem Methionindefizit in der errechneten Höhe, wobei die beiden letztgenannten Aminosäuren in gleicher Weise limitieren, hätte eine Wirkung der Lysinzulage nicht auftreten können (vgl. dazu S. 77).

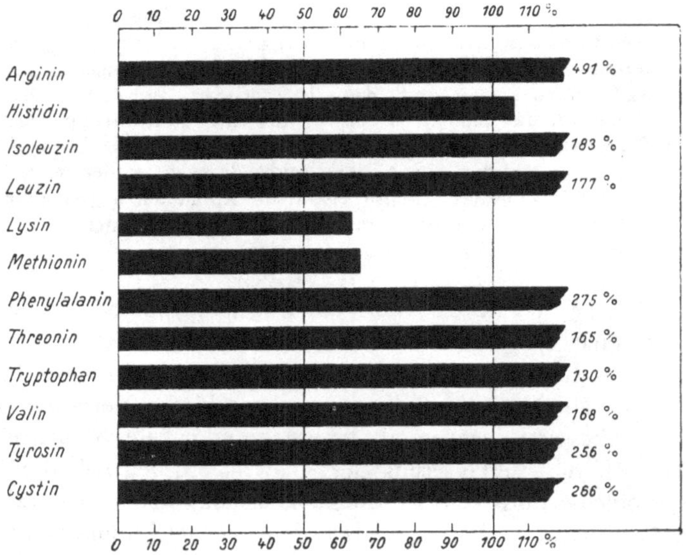

Abb. 1.
Graphische Darstellung des Aminosäureangebotes aus dem Grundfutter in Prozenten des Rattenbedarfes

In den vorerwähnten Ausführungen von MÜLLER und MASSBERG [12] wurde bereits darauf hingewiesen, daß es sich empfiehlt, die AS-Bedarfszahlen nicht auf die Gesamtration zu beziehen, sondern in Prozenten des Proteins anzugeben. Diese Auffassung wurde von HÖTZEL [8] weiter erhärtet. Während wir zunächst, den Gepflogenheiten in der Literatur folgend, den verdaulichen Proteinanteil zugrunde legten, beziehen wir jetzt die Bedarfszahlen auf das Gesamtprotein im Futter. Das entspricht einmal dem Prinzip, bei der Eiweißwert-Beurteilung die Verdaulichkeit einzubeziehen (s. auch Versuchsauswertung); zum anderen ist zur Zeit der Versuchsplanung, zu der die Überschlagsrechnung anzustellen ist, der jeweils zutreffende Verdauungskoeffizient noch gar nicht ermittelt.

Die in der graphischen Darstellung (Abb. 1) angegebenen Literaturwerte sowie analytische Befunde (Tabelle 1) lassen etwa 2,7% Lysin (auf das Rohprotein im Futter bezogen) als wahrscheinlichen Lysinwert des Grundfutters annehmen. Das entspricht etwa 60% des Bedarfs, während alle anderen Aminosäuren außer Methionin (s. S. 68) die Bedarfsgrenze ungefähr erreichen und teilweise sogar übersteigen.

In Anlehnung an die eingangs erwähnten Versuche mit Schweinen wurden auch in vorliegender Arbeit in den ersten Versuchen 6,85 g DL-Lysinsulfat *), einer Menge von 1,72 g L-Lysin entsprechend, je kg Grundfutter zugesetzt. Unter der Voraussetzung, daß nur das L-Lysin von der Ratte verwertet wird (alle Beobachtungen sprechen dafür, s. S. 77), enthält das Lysinzulagefutter eine Lysinmenge, die etwa 90% des Bedarfes decken müßte. In den späteren Versuchen mit Butyryl-DL-Lysin *) wurde die Lysinzulage auf 2,3 g L-Lysin erhöht, weil die Versuchsergebnisse im Gegensatz zu der allerdings unsicheren Angebots-Bedarfs-Aufstellung (Abb. 1) die Möglichkeit offen ließen, daß nach der Zugabe von 1,72 g L-Lysin je kg Futter das Lysin die Verwertung des Grundfuttereiweißes auch weiterhin begrenzt. Die Höhe der Lysinzulage liegt innerhalb des Bereiches, den die Literaturwerte als optimal ausweisen. Die Zulagewirkung des Lysins schlechthin und die Richtigkeit der oben angestellten Überlegungen kann erst der Tierversuch – als „letzte Instanz", wie es MITCHELL [10] ausdrückt – erweisen.

Die Bestandteile des Versuchsfutters wurden im Mixer fein gemahlen, eingewogen, anschließend für den ganzen Versuch gemischt, in braune Flaschen abgefüllt und kühl aufbewahrt. Die Tagesrationen wurden für jede Ratte in Wägegläschen eingewogen und je zur Hälfte um 9,00 bzw. 18,00 Uhr verabreicht. Mit der zweimaligen Futterzuteilung wird erreicht, daß die Ratten auch während der Nacht fressen können. Bei einmaliger Futtergabe sind die Tröge nach 5 bis 6 Stunden leer. In der anschließenden, langen Futterpause waren die Ratten unruhig und neigten – nur dann – zur Koprophagie.

Als Versuchstiere dienten wachsende Albinoratten. Die nach Angaben von COLUMBUS [4] gefertigten, aber mit abgeänderter Fütterungseinrichtung versehenen Versuchskäfige sind an anderer Stelle beschrieben (MÜLLER und HÖTZEL [13]).

Es soll hier jedoch nochmals darauf hingewiesen werden, daß das Futter trocken und nicht in angefeuchtetem Zustand verabreicht wird, wie unrichtig referiert wurde [27]. Die „Freßschieber" dienen im beschriebenen Fütterungssystem der Aufgabe, während der Beschickung der Freßnäpfe – also für einen kurzen Zeitraum – den Ratten den Zutritt zur Freßeinrichtung zu verwehren. Eine Unterbindung der Fütterung während der Nachtzeit, wie COLUMBUS [6] annimmt, ist nicht beabsichtigt. Es war allerdings früher versucht worden, bei der „Röhren-

*) Von den Farbenfabriken Bayer freundlichst zur Verfügung gestellt, wofür auch an dieser Stelle gedankt sei. Säulenchromatographische Analysen siehe bei MÜLLER und KRAMPITZ [14]).

fütterung" das fortwährende Futterholen und Zurückkriechen der Ratten mit den damit verbundenen Futterverlusten durch Schließen des Schiebers hinter der fressenden Ratte zu unterbinden. Als dieser Versuch wie beschrieben fehlschlug, weil die Ratten bei dieser Technik die erforderlichen Futtermengen nicht aufnahmen, wurde das erwähnte Maschendraht-Fütterungssystem mit vollständig anderer Funktion des Futterschiebers herangezogen.

Die N-Bestimmung nach KJELDAHL wurde im konservierten, über die gesamte Versuchsperiode gesammelten Kot und Harn für jedes Versuchstier getrennt vorgenommen. Es hat sich sehr bewährt, daß die Harntrichter nach jeder Morgenfütterung mit dem wasserabstoßenden Silikone DC 1107 besprüht wurden.

C. Beschreibung der Versuche

a) Versuche mit DL-Lysinsulfatzulage

In den ersten beiden Bilanzversuchen fanden weibliche Ratten in der Gewichtsklasse 117 bis 143 g Verwendung. Die Versuchsdauer betrug 7 Tage. Dem *Grundfutterversuch (1)* folgte der *Zulageversuch (2)* mit einem Zusatz von DL-Lysinsulfat (Tab. 2). Die Zusagewirkung des Lysins kann dabei zunächst an Hand des N-Ansatzes des gleichen Tieres verfolgt werden, soweit nicht durch Unterschiede in der Futteraufnahme die Zulagewirkung überdeckt wird. Hier und in den folgenden Versuchen sind alle Stickstoffgrößen in mg angegeben.

Tabelle 2. *Stoffwechseldaten der N-Bilanzversuche 1 und 2*
(N-Werte in mg)

Vers.-Nr.	Tier Nr.	Ge-schl.	N-Aufnahme	Kot-N	res. N	Harn-N	N Ansatz	Ø N-Ansatz	A·S-Zusatz z. Grundfutter
1	1	♀	1541	556	985	616	369	375	kein Zusatz
	2	♀	1547	535	1012	614	398		
	3	♀	1599	569	1030	688	342		
	4	♀	1491	526	965	601	364		
	5	♀	1571	542	1029	667	362		
	6	♀	1618	575	1043	629	414		
2	1	♀	1434	466	968	585	383	418	DL-Lysinsulfat
	2	♀	1394	433	961	557	404		
	3	♀	1448	435	1013	661	352		
	4	♀	1569	490	1079	611	468		
	5	♀	1608	545	1063	606	457		
	6	♀	1631	551	1080	638	442		

Die ebenfalls sieben Tage dauernden *Versuche 3 und 4* wurden mit männlichen Ratten in der Gewichtsklasse von 80 bis 100 g durchgeführt. Grundfutterversuch (4) und Zulageversuch (3) mit einem Zusatz von DL-Lysinsulfat liefen nebeneinander, so daß der Bilanzanstieg durch individuelle Schwankungen zwischen den einzelnen Ratten und Unterschiede in der Futteraufnahme teilweise überdeckt wird. Die Ratten 6 und 7 ließen in der zweiten Hälfte der Versuchsperiode stark in der Futteraufnahme nach und wurden aus dem Versuch ausgeschieden. Beim Vergleich des durchschnittlichen Anstieges des N-Ansatzes zeigt sich eine deutliche Zulagewirkung des Lysinzusatzes (Tab. 3).

Tabelle 3. *Die Stoffwechseldaten der N-Bilanzversuche 3 und 4* (N-Werte in mg)

Vers.-Nr.	Tier Nr.	Ge-schl.	N-Auf-nahme	Kot-N	res. N	Harn-N	N Ansatz	∅ N-Ansatz	AS-Zusatz z. Grundfutter
3	1	♂	1438	453	985	449	536	528	DL-Lysinsulfat
	2	♂	1438	485	953	525	428		
	3	♀	1471	430	1041	564	477		
	4	♀	1470	429	1041	409	632		
	5	♀	1437	482	955	387	568		
4	8	♂	1428	409	1019	469	550	449	kein Zusatz
	9	♂	1394	493	901	476	425		
	10	♀	1396	568	828	442	386		
	11	♀	1428	490	938	446	492		
	12	♀	1394	524	870	476	394		

b) Versuche mit DL-Butyryllysinzulage

Die je 6 Tage dauernden *Versuche 5 bis 8* wurden mit weiblichen Ratten in der Gewichtsklasse 180 bis 200 g durchgeführt. In den Versuchen 6 und 7 wurde nur Grundfutter verabreicht, in den beiden anderen Butyryllysin zugelegt. Die Versuchspaare 5 : 6 und 7 : 8 laufen nebeneinander; während die Versuchspaare 5 : 7 und 6 : 8 die Lysinwirkung hintereinander an den gleichen Tieren zeigen (vgl. Tiernummern in Tab. 4). Tier Nr. 3 mußte aus dem Versuch ausscheiden, weil sich nachträglich herausstellte, daß es sich um ein tragendes Weibchen handelte.

Tabelle 4. *Stoffwechseldaten der Versuche 5 bis 8 mit Ratten höherer Gewichtsklasse* (N-Werte in mg)

Vers.-Nr.	Tier-Nr.	Ge-schl.	N-Auf-nahme	Kot-N	res. N	Harn-N	N Ansatz	∅ N-Ansatz	AS-Zusatz z. Grundfutter
5	1	♀	1449	457	992	702	290	294	Butyril-DL-Lysin
	2	♀	1449	425	1024	725	299		
	3	♀	—	—	—	—	—		
6	4	♀	1376	463	913	627	286	322	kein Zusatz
	5	♀	1376	480	805	566	329		
	6	♀	1376	431	945	594	351		
7	1	♀	1376	513	863	518	343	340	kein Zusatz
	2	♀	1376	513	863	527	336		
	3	♀	—	—	—	—	—		
8	4	♀	1449	474	975	674	301	288	Butyryl-DL-Lysin
	5	♀	1449	523	926	662	264		
	6	♀	1449	533	916	517	299		

Die *Versuche 9 bis 12* mit weiblichen Ratten in der Gewichtsklasse 80 bis 105 dauerten ebenfalls 6 Tage. Die Versuche 10 und 11 sind mit Grundfutter, 9 und 12 mit Butyryllysin durchgeführt. Die Versuchspaare 9 : 10 und 11 : 12 laufen nebeneinander, während in den Versuchen 9 : 11 und 10 : 12 die Lysinwirkung hintereinander an den gleichen Tieren beobachtet wurde (Tab. 5).

Tabelle 5. *Stoffwechseldaten der Versuche 9 bis 12*
(N-Werte in mg)

Vers.-Nr.	Tier Nr.	Ge-schl.	N-Aufnahme	Kot-N	res. N	Harn-N	N-Ansatz	Ø N-Ansatz	AS-Zusatz zum Grundfutter
9	7 8 9	♀ ♀ ♀	1159 1159 1160	429 459 415	730 700 745	425 368 418	305 332 327	321	Butyryl-DL-Lysin
10	10 11 12	♀ ♀ ♀	1101 1101 1101	425 411 408	676 690 693	401 379 398	275 311 295	294	kein Zusatz
11	7 8 9	♀ ♀ ♀	1101 1101 1101	439 383 430	662 718 671	412 416 419	250 302 252	268	kein Zusatz
12	10 11 12	♀ ♀ ♀	1160 1160 1160	396 404 453	764 756 707	442 414 347	322 342 360	341	Butyryl-DL-Lysin

In der Gewichtsklasse der erwachsenen Ratten (180 bis 200 g) zeigt sich ein Abfall des N-Ansatzes bei Zulage von Lysin zum Grundfutter (Tab. 4).

In der Gewichtsklasse von 80 bis 105 g (Tab. 5) ist ein deutlicher Anstieg des N-Ansatzes bei der Lysinzulagegruppe gegenüber der Grundfuttergruppe zu verzeichnen. Es ist dabei zu erkennen, daß die Tiere 10 bis 12 das zugeführte Eiweiß generell etwas besser verwerten.

Etwa sechs Monate nach Abschluß der bisher geschilderten Untersuchungen wurden zwei weitere *Versuche (13 und 14)* an 80 bis 100 g schweren Ratten unseres Laborstammes durchgeführt. Die früheren Versuchsbedingungen wurden weitmöglichst rekonstruiert.

Die beiden Versuchsgruppen (Grundfutter- und Zulagegruppe) waren zu gleicher Zeit in den 7 Tage dauernden Versuchen. Die Ergebnisse sind in Tabelle 6 angeführt.

Die N-Bilanzdaten dieses zusätzlichen Gruppenversuches zeigen erneut die Erhöhung des N-Ansatzes bei Zulage von Lysin zu der Gerste-Magermilchdiät.

Tabelle 6. *Stoffwechseldaten der Versuche 13 und 14*
(N-Werte in mg)

Vers.-Nr.	Tier Nr.	Ge-schl.	N-Aufnahme	Kot-N	res. N	Harn-N	N-Ansatz	Ø N-Ansatz	AS-Zusatz zum Grundfutter
13	1	♂	1125	319	806	409	397	372	Butyryl-DL-Lysin
	2	♂	1126	349	777	408	369		
	3	♂	1125	369	756	416	340		
	4	♀	1125	342	783	389	394		
	5	♀	1125	344	781	421	360		
14	6	♂	1064	305	759	409	350	311	kein Zusatz
	7	♂	1064	324	740	372	368		
	8	♀	1064	343	721	426	295		
	9	♀	1064	320	744	516	228		
	10	♀	1064	335	729	412	317		

D. Auswertung der Versuchsergebnisse

Einige Schlußfolgerungen hinsichtlich der Zulagewirkung der AS-Präparate ergaben sich bereits aus den im Rahmen der Versuchsbeschreibungen verzeichneten N-Bilanzdaten. Die N-Bilanz kann aber nur dann über den Wert eines verfütterten Proteins Endgültiges aussagen, wenn sie mit einer Bezugsgröße angegeben wird. Im Zahlenbegriff der „biologischen Wertigkeit" (BW) wird dementsprechend die außerdem um EHN und DVN vermehrte N-Bilanz zum resorbierten Stickstoff in Beziehung gesetzt.

Schwerwiegende Bedenken nicht zuletzt gegen die Methoden zur Ermittlung des EHN hatten MÜLLER und MASSBERG [12] veranlaßt, die *„Eiweißwertigkeit"* (EW) zur Charakterisierung des Wertes eines Proteins heranzuziehen:

$$\text{EW} = \frac{\text{N-Bilanz}}{\text{N-resorbiert}} \times 100$$

Die von BEHM [1] hiergegen erhobenen Einwände waren wenig überzeugend, da hierbei einige Rechenfehler unterliefen und vor allem die Bilanzdaten SCHIFTANS [20] für einen derartigen Vergleich denkbar ungeeignet sind. Die aufgezeichneten Differenzen beruhen auf außergewöhnlichen Unterschieden in den N-Bilanzdaten, die sich nach Anwendung des EHN m. o. w. ausgleichen. In einem Falle z. B. steht einer N-Bilanz von + 1,388 g ein EHN von 1,83 g N gegenüber.

Die eigenen Versuche zielen im ganzen gesehen darauf ab, das Eiweiß der wichtigsten bei der Schweinemast üblichen Grundfutter-Kombinationen unter physiologischen und wirtschaftlichen Gesichtspunkten bestmöglich zu ergänzen. Hierfür gilt es einen *Bewertungsmaßstab* festzulegen, der das Verhältnis zwischen Aufwand und Erfolg im Rahmen der Verwertung eines Futterproteins bei *wachsenden* Tieren mit hinreichender Genauigkeit wiedergibt. Auf den N-Bilanzversuch soll und kann hierbei nicht verzichtet werden. Seine Auswertung möchten wir aber im Sinne von OSBORNE und MENDEL vornehmen, die den Zuwachs in Beziehung zum Proteinverzehr setzten (Protein efficiency ratio = PER). Auf

Grund der hier nur kurz vermerkten, in einer weiteren Mitteilung noch weiter zu erläuternden Überlegungen haben wir die vorliegeneden Versuchsergebnisse unter dem Begriff *„produktiver Eiweißnutzwert"* (PEW) ausgewertet. Der PEW als Ausdruck für das Verhältnis zwischen Aufwand und Ertrag errechnet sich wie folgt:

$$\text{PEW} = \frac{\text{N-Zuwachs des Organismus}}{\text{N-Zufuhr}} \times 100$$

Tabelle 7. *Die Wirkung einer Zulage von DL-Lysin zum Versuchsgrundfutter auf den produktiven Eiweißnutzwert*

Vers. Nr.	Gewichtsklasse	Aminosäurezusatz	PEW
4	80 bis 100 g	kein Zusatz	31,9
3		DL-Lysinsulfat	36,4
13	80 bis 100 g	kein Zusatz	30,2
14		Butyryl-DL-Lysin	34,2
10	80 bis 100 g	kein Zusatz	26,7
12		Butyryl-DL-Lysin	29,4
11	80 bis 100 g	kein Zusatz	24,3
9		Butyryl-DL-Lysin	27,8
1	120 bis 140 g	kein Zusatz	24,0
2		DL-Lysinsulfat	27,3
7	180 bis 200 g	kein Zusatz	24,7
5	(erwachsene	Butyryl-DL-Lysin	20,3
6	Ratten)	kein Zusatz	23,4
8		Butyryl-DL-Lysin	19,9

Die Versuche mit wachsenden Ratten (Tab. 7) zeigen in jedem Falle eine eindeutige Wirkung der Lysinzulage, sowohl bei den Versuchen mit Lysinsulfat als auch bei Zulage von Butyryllysin. Ein Unterschied zwischen der Lysinwirkung der beiden Produkte ist nicht mit Sicherheit zu erkennen. Die Lysinwirkung schlechthin wäre noch deutlicher, wenn man bei der Errechnung des PEW von der N-Aufnahme den Stickstoffanteil abziehen würde, der in Form des nicht verwertbaren D-Lysins (s. S. 77) den Stoffwechsel belastet. Vom Harn-Gesamt-N müßte der im Urin ausgeschiedene, dem D-Lysin zugehörige Stickstoffanteil in Abzug gebracht werden; dann würde der N-Ansatz zwar in unveränderter Höhe erhalten bleiben, der Wert PEW aber ansteigen, weil die N-Aufnahme kleiner wird. Derartige Überlegungen haben jedoch nur theoretischen Wert, da praktisch nur die Wirkung des Gesamtpräparates interessiert.

Die Versuche in der Gewichtsklasse 180 bis 200 g (Tab. 7) lassen erkennen, daß der relative Lysinbedarf annähernd ausgewachsener Ratten erheblich niedriger liegen muß als der von wachsenden Tieren. Eine Zulage von Lysin zum

Grundfutter bewirkte hier keinen Anstieg der Eiweißverwertung, sondern im Gegenteil durch die Erhöhung der N-Zufuhr bei gleichzeitigem Anstieg der N-Ausscheidung im Harn einen Abfall des produktiven Eiweißnutzwertes.

Während der PEW in den verschiedenen Versuchsgruppen teils deutliche Unterschiede aufweist, sind die Relationen zwischen zusammengehöriger Grundfutter- und Zulagegruppe offenbar gewahrt. Es lag daher nahe, die Zulagewirkung auf den Grundfutterwert zu beziehen. Wird letzterer in allen Versuchen gleich Hundert gesetzt und der an den gleichen Tieren gewonnene Zulagewert in Prozenten davon ausgedrückt, so ergeben sich die in Tabelle 8 angeführten Zahlen, die den prozentualen Anstieg des PEW wiedergeben.

Tabelle 8. *Der prozentuale Anstieg des PEW durch Lysinzulagen*

Vers. Nr.	Gewichtsklasse	Aminosäurezusatz	PEW	PEW in Prozenten des Grundfutterwertes
4	80 bis 100 g	kein Zusatz	31,9	100
3		DL-Lysinsulfat	36,4	114
14	80 bis 100 g	kein Zusatz	30,2	100
13		Butyryl-DL-Lysin	34,2	113
10	80 bis 100 g	kein Zusatz	26,7	100
12		Butyryl-DL-Lysin	29,4	110
11	80 bis 100 g	kein Zusatz	24,3	100
9		Butyryl-DL-Lysin	27,8	114
1	120 bis 140 g	kein Zusatz	24,0	100
2		DL-Lysinsulfat	27,3	114
7	180 bis 200 g	kein Zusatz	24,7	100
5		Butyryl-DL-Lysin	20,3	82
	(erwachsene			
6	Ratten)	kein Zusatz	23,4	100
8		Butyryl-DL-Lysin	19,9	85

Im Prinzip ist in Tabelle 8 der PEW einer *Standarddiät* (hier Grundfutter) dem PEW des Zulagefutters gegenübergestellt. Es besteht eine gute Übereinstimmung der Werte (s. auch statistische Sicherung). Daß die erwachsenen Tiere eine Ausnahme machen, entspricht den Schlußfolgerungen von MÜLLER und MASSBERG [12] und wurde auch weiter oben schon erläutert.

Bei der *statistischen Sicherung* der Versuchsergebnisse sind wir von der „Nullhypothese" ausgegangen, also von der Frage, wie groß die Wahrscheinlichkeit ist, daß eine beobachtete Differenz dem Zufall zuzuschreiben ist. Dabei dürfen nach Übereinkunft alle Differenzen von Meßreihen mit einem „P-Wert" unter 0,05 im biologischen Versuch als signifikant von Null unterschieden angesehen werden.

Es darf darauf hingewiesen werden, daß wir teils Gruppen- teils Periodenversuche zumeist in Kombination beider Versuchsarten durchführten. Die statistische Berechnung erfolgte getrennt nach den vergleichbaren Gruppen- und Periodenversuchen (Tab. 9).

Tabelle 9. *P-Werte der Differenzen entsprechender Versuchsgruppen*

Periodenversuche			Gruppenversuche		
Vers. Nr.	Futterart	P	Vers. Nr.	Futterart	P
1 2	Grundfutter Lysinzulage	zwischen 0,01 u. 0,02	4 3	Grundfutter Lysinzulage	zwischen 0,1 u. 0,2
7 + 6 5 + 8	Grundfutter Lysinzulage	zwischen 0,02 u. 0,03	6 + 7 5 + 8	Grundfutter Lysinzulage	unter 0,01
11 + 10 9 + 12	Grundfutter Lysinzulage	unter 0,01	10 + 11 9 + 12	Grundfutter Lysinzulage	zwischen 0,05 u. 0,1

Bei der statistischen Prüfung der ermittelten Daten bieten sich, je nachdem, ob es sich um einen Gruppen- oder Periodenversuch handelt, zwei verschiedene Berechnungswegee an. Beim Gruppenversuch wird die Signifikanz der Differenz der Mittelwerte zweier Meßreihen, beim Periodenversuch die Sicherheit des Mittelwertes von Differenzen zweier Meßreihen – der größeren Homogenität der beiden Tiergruppen entsprechend – geprüft. Da von uns z. T. kombinierte Perioden-Gruppenversuche durchgeführt wurden, wobei jede Tiergruppe Partner in beiden Arten der Versuchsanstellung war, läßt sich ein Vergleich darüber anstellen, welche Versuchsart im vorliegenden Falle schneller zum gesicherten Ergebnis führt. Diese Frage muß eindeutig zu Gunsten des Periodenversuches beantwortet werden, wie Tabelle 9 zeigt. Es erscheint demnach zweckmäßig, den Periodenversuch, soweit das versuchstechnisch möglich ist, vorzuziehen.

Zusammenfassend darf festgestellt werden, daß die Lysinwirkung innerhalb der Periodenversuche hoch gesichert ist, im Rahmen der Gruppenversuche dagegen nur im Falle der Versuche 5 bis 8 (Tiere mit weit fortgeschrittenem Wachstum).

Bei der Einteilung der Aminosäuren nach dem Grad ihrer Unentbehrlichkeit nimmt fraglos das *Lysin eine Sonderstellung* ein. Während die anderen Aminosäuren am allgemeinen Stickstoffaustausch mehr oder weniger lebhaft beteiligt sind, verhält sich Lysin ausgesprochen stoffwechselträge.

SCHOENHEIMER *und Mitarbeiter*[7, 21] konnten zeigen, daß nach Zufuhr von markiertem N in verschiedenen Bindungsformen dieser Stickstoff nicht in das Lysin des Körpereiweißes eingebaut wurde, während alle anderen Aminosäuren mehr oder weniger davon enthielten. Andere Versuche[23] bestätigen die Stoffwechselträgheit des Lysins und zeigen darüber hinaus, daß beim Abbau des

Lysins Harnstoff und Aminosäuren an dem freigesetzten Stickstoff partizipieren. Lysin scheint somit die einzige Aminosäure zu sein, die der Vorstellung von RUBNER und FOLIN über den endogenen Eiweißabbau etwa entspricht: Lysin muß mit der Nahrung zugeführt werden, weil es weder aus entsprechenden Kohlenstoffverbindungen aufgebaut werden kann, noch nach der Desaminierung reaminiert wird. Andererseits allerdings wird das Lysin, wenn es beim Zerfall von Körpereiweiß frei wird, für die Resynthese von Organeiweiß erneut verwendet (WEISSMANN und SCHOENHEIMER [23]), vorausgesetzt, daß es nicht vorher desaminiert wurde.

Wohl auf Grund der Zentralstellung des Lysins im intermediären Stoffwechsel, insbesondere als häufig limitierende Aminosäure beim Aufbau des Eiweißverbandes wurden Fragen des Lysinbedarfes in der Vergangenheit mit großer Intensität bearbeitet.

Als Zulage zum Versuchsgrundfutter fand in jedem Falle DL-Lysin Verwendung, wobei sich die Frage nach der *Wirksamkeit der D-Isomeren* stellt. NASSET und ELY [15] geben bei Verfütterung von DL-Lysin die doppelte Menge der L-Form an, da die D-Form des Lysins bei Ratten für nicht verwertbar gehalten wird. Auch ROSE [18] stellte bei Ratten lediglich eine Verwertung des L-Lysins fest. Die Versuche von RATNER und *Mitarbeitern* [17] zeigen ebenso, daß bei Verabreichung des markierten D-Lysins kein N^{15} in L-Lysin eingebaut wurde. Daraus muß für kurzfristige Versuche gefolgert werden, daß im Organismus der Ratte das D-Lysin nicht die Funktion des L-Lysins erfüllen kann (vgl. Sammelreferat von BERG [2]). Zu hohe Konzentrationen unnatürlicher Aminosäuren (über 25 Prozent racemische Aminosäuren im Futter) üben allerdings nach den Erfahrungen von WRETLIND [25] einen negativen Einfluß auf das Wachstum aus.

Das Ergebnis der vorliegenden Versuche mit der durch Lysinzusatz erzielten 15 prozentigen Erhöhung des produktiven Eiweißnutzwertes des Grundfutters spricht dafür, daß die in Abb. 1 dargestellten *Verhältnisse des Methioninangebotes* und -bedarfes nicht stimmen können. In diesem Zusammenhang sind die Versuche von SHELTON und *Mitarbeitern* [22] zu erwähnen, in denen gefunden wurde, daß beim Schwein etwa die Hälfte des Methioninbedarfes vom Cystinbedarf eingenommen wird. Wenn diese Erfahrung auch für Ratten zutrifft, wofür die eigenen Versuchsergebnisse sprechen, so verringert sich der Methioninbedarf um $^2/_6$ von 2,5 Prozent Methionin auf insgesamt 1,5 Prozent des Futterproteins (vgl. S. 68). Dafür steigt der Cystinbedarf von 0,5 Prozent Cystin auf 1,5 Prozent an. Unter diesen Voraussetzungen wird der Methionin- und Cystinbedarf (getrennt betrachtet) durch das Versuchsfutter so weit gedeckt, daß das Lysin allein als limitierende Aminosäure auftritt. Demzufolge stellt sich bei Lysinzusatz zum Grundfutter die im Versuch gefundene PEW-Steigerung solange ein, bis die nächste Aminosäure die Verwertung begrenzt.

Abschließend soll versucht werden, eine Aussage über die *Höhe des Lysinbedarfes* zu machen. ROSE [19] sowie BRINEGAR und *Mitarbeiter* [3] – wir beziehen deren Angaben auf den Eiweißanteil der Ration – halten einen Gehalt von 5 Prozent L-Lysin für erforderlich. In den eigenen Versuchen betrug die Zulage an L-Lysin zunächst 1,7 g je kg Grundfutter und später 2,3 g bei einem Eiweißgehalt der Ration von etwa 10 Prozent. Die Erhöhung der Zulage erbrachte keine weitere Steigerung der Eiweißverwertung. Betrachtet man demzufolge die niedrigere Menge als etwa ausreichend, so nähert sich, wenn man das Lysin des Grundfutters hinzurechnet, die Lysingabe in den eigenen Versuchen den Literaturwerten.

E. Zusammenfassung

Es wurden N-Bilanzversuche mit insgesamt 56 Ratten durchgeführt. Als Versuchsdiät diente eine Lysinmangelration (Gerste und Magermilchpulver mit Vitamin- und Mineralstoffzusatz). Diesem Grundfutter wurde Lysin in Form von technischem DL-Lysinsulfat und Butyryl-DL-Lysin zugesetzt. Die Versuche brachten folgende Ergebnisse:

1. Der Zusatz von Lysin zum Grundfutter bewirkte bei wachsenden Ratten einen Anstieg des „produktiven Eiweißnutzwertes" von durchschnittlich 13 Prozent (10 bis 14 Prozent).
2. Bei erwachsenen Ratten erbrachte die Lysinzulage zum Grundfutter keine Erhöhung des produktiven Eiweißnutzwertes, dem geringeren Lysinbedarf bei überwiegender Erhaltung entsprechend.
3. Es konnte kein gesicherter Unterschied zwischen der Lysinwirkung von DL-Lysinsulfat und Butyryl-DL-Lysin festgestellt werden.

Die Lysinwirkung war bei $P_{0.02}$ signifikant.

Der Deutschen Forschungsgemeinschaft danken wir für die Unterstützung der Arbeiten.

F. Literaturverzeichnis

[1] BEHM, G. und G. JÄGER: Möglichkeiten des Ersatzes tierischer Eiweißstoffe durch pflanzliche bei der Ernährung des Schweines. Arch. f. Tierernährung *5*. 288—330 (1956).
[2] BERG, C. P.: Physiology of d-amino acirs. Physiol. Rev. *33*. 145—189 (1953).
[3] BRINEGAR, M. J., H. H. WILLIAMS, F. H. FERRIS, J. K. LOOSLI und L. A. MAYNARD: The lysine requirement for the growth of swine. J. Nutr. *42*. 129—138 (1950).
[4] COLUMBUS, A.: Eine Stoffwechselkäfig-Batterie für N-Bilanzversuche an wachsenden Ratten. Arch. f. Tierernährung *1*. 321—328 (1951).
[5] COLUMBUS, A.: Stickstoff-Grundumstaz und Methodik der Bestimmung der biologischen Eiweißwertigkeit nach dem N-Bilanzverfahren bei wachsenden Ratten. Beih. z. Arch. f. Tierern. (1954) 51—82, H. 4.
[6] COLUMBUS, A., F. STRUSS und M. ZAUSCH: Ein Doppelkammersystem für langdauernde Respirationsversuche an Albinoratten. Arch. f. Tierern. 6. 178—185 (1956).
[7] FOSTER, G. L., R. SCHOENHEIMER u. D. RITTENBERG: Studies in protein metabolism. V. The utilization of ammonia for amino acid and creatin formation in animals. J. Biol. Chem. *127*. 319—427 (1939).

[8] HÖTZEL, D.: Der Einfluß von Lysinzulagen auf den Eiweißwert einer Gerste-Magermilchdiät bei wachsenden Albinoratten unter vergleichender Berücksichtigung der Zulagewirkung von Lysin beim Schwein. Diss. agr. Bonn 1955.

[9] LANG, K .u. O F. RANKE: Stoffwechsel und Ernährung, Springer Verl .1950.

[10] MITCHELL, H. H.: The Dependence of the Biological Value of Food Proteins upon their Content of Essential Amino Acids. Wissensch. Abhandl. d. Dt. Akad. d. Landw. Wiss. zu Berlin V/2. 279—325 (1954).

[11] MOORE, S. und W. H. STEIN: The separation of amino acids by ion exchange chromatography on polystyrene resins. J. Biol. Chem. *152.* 663 (1951) siehe auch [14].

[12] MÜLLER, R. und J. MASSBERG: Der Einfluß von Methionin und Lysin auf den Eiweißwert einer Gerste-Magermilchration bei wachsenden Schweinen. Arch. f. Tierernährung *4.* 241—257 (1954).

[13] MÜLLER, R. und D. HÖTZEL: Ein Vorschlag zur Verbesserung der Fütterungsvorrichtung von Stoffwechselkäfigen für Ratten. Arch. f. Tierernährung *5.* 65—69 (1955).

[14] MÜLLER, R. und G. KRAMPITZ: Beiträge zur Aminosäurebestimmung im biologischen Material. II. Methodisches und Vorversuche zur Chromatographie von Aminosäuren auf Ionenaustauschersäulen. Ztschr. f. Tierern. u. Futtermittelkde. *11.* 44 (1956).

[15] NASSET, E. S. und M. T. ELY: Nitrogen balance of adult rats fed diets low in l- und dl-lysine, or devoid of arginine. J. Nutrit. *48.* 391—400 (1952).

[16] NEHRING, K. und E. HAESLER: Untersuchungen über die biologische Wertigkeit von Eiweißfutterstoffen. Beih. z. Arch. f. Tierern. (1954) 110—126, H. 5.

[17] RATNER, S., N. WEISSMANN und R. SCHOENHEIMER: J. Biol. Chem. *147.* 549 (1943) (zit. nach Haurowitz, „Fortschritte der Biochemie". Verl. S. Karger, New York 1948, S. 141.

[18] ROSE, W. C., zit nach Frear, „Agricultural chemistry". New York 1950.

[19] ROSE, W. C., M. J. OESTERLING und M. WOMACK: Comparative growth on diets containing ten and ninteen amino acids with further observations upon the role of glutamic and aspartic acids. J. Biol. Chem. *176.* 753—768 (1948).

[20] SCHIFTAN, H.: Über die biologische Wertigkeit des Futtereiweißes bei wachsenden Schweinen. Arch. f. Tierernähr .u. Tierz. *8.* 212—245 (1933).

[21] SCHOENHEIMER, R., S. RATNER und D. RITTENBERG: Studies in protein metabolism. VII. The metabolism of tyrosine. J. Biol. Chem. *172.* 333—344 (1939).

[22] SHELTON, D. C., W. M. BEESON und E. T. MERTZ: The effect of methionine and cystine on the growth of weanling pigs. J. anim. Sci. *10,* 57—64 (1951).

[23] WEISSMANN, N. Nnd R. SCHOENHEIMER: The relative stability of l(+)-lysine in rats studied with deuterium and heavy nitrogen. J. Biol. Chem. *140.* 779 (1941).

[24] WISS, O.: Physilogische Chemie, 2. Bd. Der Stoffwechsel, 1. Teil, Bandteil b, S. 911 ff. Hrsg.: B Flaschenträger und E. Lehnartz. Springer Verlag 1954.

[25] WRETLIND, K. A. J.: The effect of essential, synthetic amino acids on the growth of rats. Acta physiol. scand. *15.* 304—313 (1948), zit. nach Berichte über d. ges. Physiologie *137.* 282 (1949).

[26] ZIMMERMANN, G.: Eiweißbausteine in der Kükenernährung. Schweiz. Ldw. Mh. *26.* 181—193 (1948).

[27] Berichte über d. ges. Physiologie *197.* 157 (1956).

Eingegangen am 12. 9. 56

Aus dem Oskar Kellner-Institut für Tierernährung, Rostock
(Direktor: Prof. Dr. Dr. h. c. K. NEHRING)

R. SCHIEMANN und *L. HOFFMANN*,
unter technischer Mitwirkung von M. SCHMIDT

Über den apparativen Aufbau von Respirationsapparaten für Kleintiere

1. Einleitung

Die Stärkewertlehre OSKAR KELLNERs basiert in ihren Grundlagen auf den von ihm durchgeführten Respirationsversuchen mit Rindern (Ochsen, Milchkühen), die er – aufbauend auf den Versuchen G. KÜHNs – in der Landwirtschaftlichen Versuchsstation Möckern durchgeführt hat. Sein Nachfolger, G. FINGERLING, hat die Arbeiten von KELLNER fortgesetzt und insbesondere mit 2 weiteren Tierarten (Schweinen und Pferden) Gesamtstoffwechselversuche durchgeführt.

Die Ergebnisse dieser Arbeiten haben die Entwicklung der Tierernährungslehre sowie die Fütterung der landw. Nutztiere entscheidend beeinflußt.

Im neugegründeten „OSKAR-KELLNER-Institut für Tierernährung", in dem die Arbeiten der früheren Landw. Versuchsstation Möckern, der Wirkungsstätte KELLNERs und FINGERLINGs, fortgeführt werden und das in Rostock z. Zt. im Rahmen eines Neubaus ausgebaut wird, wird die weitere Entwicklung der Stärkewertlehre KELLNERs als eine der Schwerpunktaufgaben der wissenschaftlichen Forschung betrachtet. Diese Weiterentwicklung hat als eine wesentliche Voraussetzung den Ausbau der apparativen Einrichtungen zur Durchführung von Respirationsversuchen.

Nach der Anlage der Apparaturen von KELLNER und FINGERLING war es nur möglich, im Gasstoffwechsel der Tiere die produzierte Kohlendioxdmenge sowie die ausgeschiedenen Gärungskohlenwasserstoffe (berechnet als Methan) mit genügender Genauigkeit zu bestimmen, nicht jedoch den Sauerstoffverbrauch.

Nun gibt jedoch die Erfassung des Sauerstoffverbrauchs der Tiere einmal einen besseren Einblick in die Stoffwechselvorgänge der Tiere, zum anderen ist es über die Erfassung der Sauerstoffbilanz möglich, die Wärmeproduktion über weite Bereiche der Ernährung mit ausreichender Genauigkeit zu berechnen und damit die aus der indirekten Respirationskalorimetrie (N-Bilanz, C-Bilanz, Cal-Bilanz) zu berechnende Menge an thermischer Energie zu kontrollieren, wodurch die Sicherheit der Versuchsergebnisse erhöht wird. Es erwies sich daher ein Umbau der in Möckern vorhandenen Respirationsapparate als erforderlich, wobei gleichzeitig eine weitgehende Automatisierung der Messungen vorgenommen werden soll.

Um einmal entsprechende experimentelle Erfahrungen, insbesondere auch im Hinblick auf den Neuaufbau der Respirationsanlagen für Großtiere (Rinder, Schweine, Schafe) in Rostock zu gewinnen, zum anderen aber auch die experimentellen Möglichkeiten zur Untersuchung verschiedener stoffwechselphysiologischer Grundlagenprobleme an Kleintieren zu schaffen, wurden in den letzten Jahren in der Abteilung Rostock des Instituts eine Reihe von Respirationsapparaturen für Kleintiere (Kaninchen, Ratten) aufgebaut. Über den Aufbau dieser Respirationsapparate sowie über die Technik der Versuchsdurchführung der Gesamtstoffwechselversuche mit diesen Tierarten soll im folgenden berichtet werden, da diese Arbeiten als weitgehend abgeschlossen betrachtet werden können. Über die mit diesen Apparaten durchgeführten Respirationsversuche sowie über den Aufbau der Respirationsapparaturen für Großtiere wird zu einem späteren Zeitpunkt zu berichten sein.

Für den apparativen Aufbau wurden neben den verschiedensten Angaben aus der Literatur insbesondere die in Möckern, dann die im Institut von Prof. MØLLGAARD *), Kopenhagen, sowie die im Institut von Prof. CRASEMANN *), Zürich, erhaltenen Anregungen und Erfahrungen mit verwertet.

Für die Durchführung von Gesamtstoffwechselversuchen mit verschiedenen Tierarten sind 2 Systeme entwickelt, die sich in der Art der Bestimmung der thermischen Energie unterscheiden:

a) Die direkte Respirationskalorimetrie (z. B. RUBNER-ARMSBY) und
b) die indirekte Respirationskalorimetrie (z. B. v. PETTENKOFER-KÜHN-KELLNER).

Für den Aufbau unserer Kleintierrespirationsapparate wurde das Prinzip der indirekten Respirationskalorimetrie gewählt.

Für die Messung des Gaswechsels bei Gesamtstoffwechselversuchen kommen 2 verschiedene Methoden mit verschiedenen Spielarten in Frage:

a) die Gaswechselmessung nach dem „geschlossenen Prinzip" (REGNAULT und REISET),
b) die Gaswechselmessung nach dem „offenen Prinzip" (v. PETTENKOFER und VOIT).

Fernerhin sind noch verschiedene „Anschlußmethoden" zur Untersuchung des Gaswechsels entwickelt worden, die aber zur Durchführung von Gesamtstoffwechselversuchen ungeeignet sind, da sie nur die Lungenatmung erfassen.

Für die Messung des Gaswechsels im Rahmen von Gesamtstoffwechselversuchen haben sich – zumindest für die landwirtschaftlich genutzten Großtiere – die Respirationsapparate nach dem Prinzip von v. PETTENKOFER bisher am besten bewährt, da sie den geringsten apparativen Aufwand bedingen und der Verbrauch an Chemikalien nur klein ist. Es wurde daher der Aufbau der Kleintierapparaturen nach dem offenen Prinzip vorgenommen.

Eine Modifikation des PETTENKOFERschen Prinzips geht auf HALDANE [3] zurück. Das Prinzip von HALDANE basiert darauf, daß im Gegensatz zu dem

*) Auch an dieser Stelle sei den genannten Herren sowie ihren Mitarbeitern für die überall bereitwilligst mitgeteilten Erfahrungen der beste Dank ausgesprochen.

PETTENKOFERschen, bei dem aus der durch die Respirationsapparatur durchgesetzten Luftmenge nur aliquote Teilproben zur Untersuchung der CO_2- (bzw. zusätzlich CH_4-) Produktion und des Sauerstoffverbrauchs der Tiere verwendet werden, aus der gesamten durchgesetzten Gasmenge das Kohlendioxyd und das Oxydationswasser durch geeignete Reagenzien absorbiert und gravimetrisch erfaßt wird. Das Verfahren von HALDANE ist jedoch praktisch nur für Kleintiere anwendbar, dort aber das Verfahren der Wahl, da die Durchführung von Respirationsversuchen mit Kleintieren nach diesem Prinzip den geringsten Arbeitsaufwand bei Erreichung einer guten Genauigkeit der Messung bedingt. Die von uns verwendeten Respirationsapparate für Ratten sowie eine Apparatur für Kaninchen sind daher nach dem Prinzip von HALDANE aufgebaut. Zwei weitere Respirationsapparate für Kaninchen sind nach dem eigentlichen PETTENKOFERschen Prinzip [7] erbaut, um apparative und methodische Erfahrungen für einen entsprechenden Aufbau von Respirationsapparaten für landwirtschaftlich genutzte Großtiere (Rinder, Schweine, Schafe) insbesondere hinsichtlich der Gasmessungen, der kontinuierlichen Gasprobenentnahme sowie der Gasanalyse zu sammeln.

Nachfolgend werden die *Respirationsapparate für Kaninchen und Ratten* beschrieben.

2. Beschreibung der Apparaturen

a) Respirationsapparate für Ratten nach dem HALDANE-*Prinzip*

Das *Arbeitsprinzip der Respirationsapparate für Ratten* ist in der Abbildung 1 schematisch dargestellt. Aus der Abbildung geht hervor, daß 4 Apparaturen vollständig parallel laufen. Die Anlage läßt sich in *5 Bauelemente* untergliedern: 1. Vorabsorption; 2. Respirationskasten; 3. Absorptionsbatterie für Wasser und Kohlendioxyd; 4. Pumpe; 5. Sicherung.

Der Luftstrom wird durch eine für diesen Zweck speziell konstruierte Quecksilberglockenpumpe durch das gesamte System gesaugt, passiert zunächst das System der Vorabsorption zur Entfernung des in der Zuluft enthaltenen Kohlendioxyds und des Wasserdampfes und tritt dann kohlensäure- und wasserfrei in den Respirationskasten ein. Hier nimmt das Tier die benötigten Sauerstoffmengen auf und scheidet Kohlensäure und Wasserdampf gemäß seiner Stoffwechselaktivität aus. Dieser Wasserdampf wird einschließlich des mit dem Luftstrom aus dem Tränkwasser und gegebenenfalls auch aus dem Harn verdunsteten mitgeführten Wasserdampfes in der dem Respirationskasten nachgeschalteten Absorptionsbatterie mittels konz. Schwefelsäure quantitativ absorbiert. Respirationskasten und Wasserabsorptionsbatterie bilden das *Wägesystem I.* Zwischen Respirationskasten und Schwefelsäureflasche ist noch eine Absorptionsflasche mit verdünnter Schwefelsäure zwischengeschaltet, um die von dem Luftstrom aus dem Respirationskasten mitgeführten kleinen Ammoniakmengen quantitativ zu absorbieren und dann bestimmen zu können.

Nach Durchtritt durch das Wägesystem I wird der wasserfreie, aber kohlendioxydhaltige Gasstrom durch das *Wägesystem II* gesaugt, das aus 5 hintereinandergeschalteten Absorptionsflaschen besteht, von denen die ersten 3 mit 20%iger Kalilauge und die beiden letzten mit konzentrierter Schwefelsäure beschickt sind. In dem Wägesystem II wird die gesamte vom Tier produzierte CO_2-Menge quantitativ absorbiert. Der nun wieder kohlensäure- und wasserfreie Luftstrom wird über die Quecksilberglockenpumpe ins Freie abgeleitet.

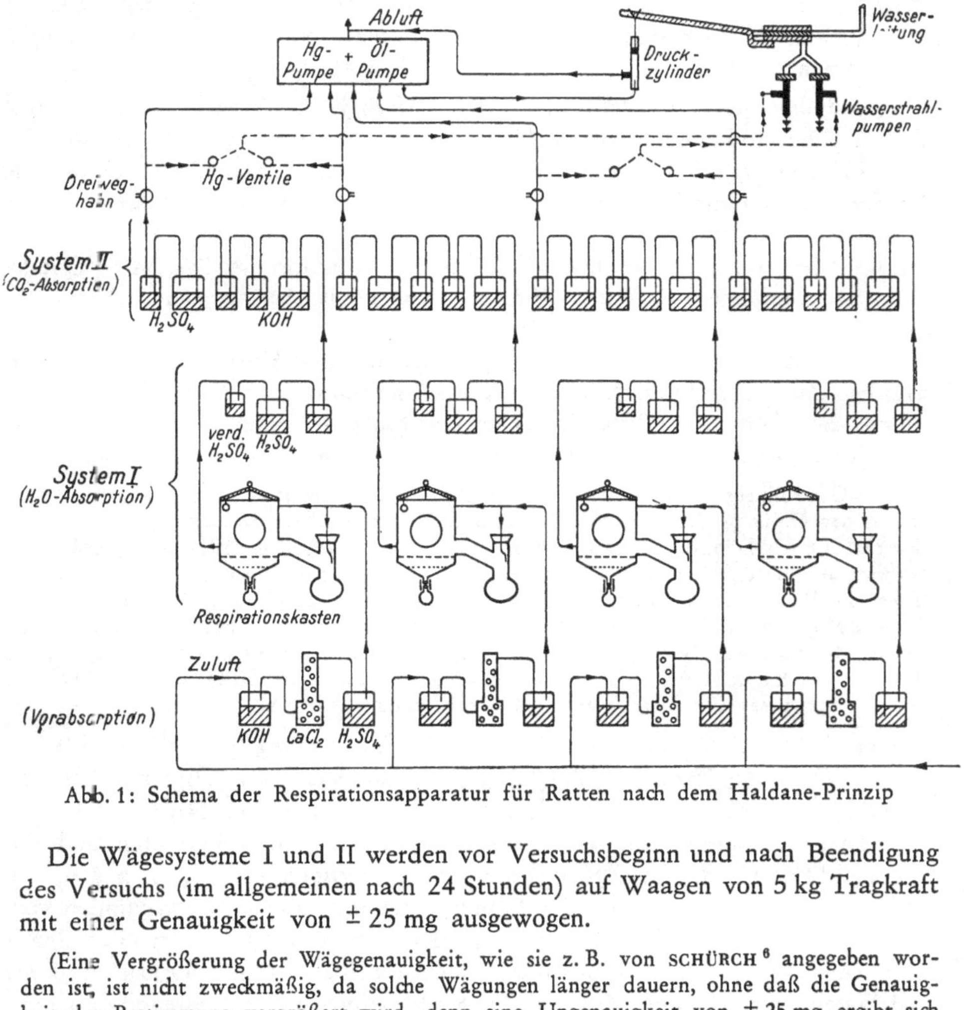

Abb. 1: Schema der Respirationsapparatur für Ratten nach dem Haldane-Prinzip

Die Wägesysteme I und II werden vor Versuchsbeginn und nach Beendigung des Versuchs (im allgemeinen nach 24 Stunden) auf Waagen von 5 kg Tragkraft mit einer Genauigkeit von ± 25 mg ausgewogen.

(Eine Vergrößerung der Wägegenauigkeit, wie sie z. B. von SCHÜRCH[6] angegeben worden ist, ist nicht zweckmäßig, da solche Wägungen länger dauern, ohne daß die Genauigkeit der Bestimmung vergrößert wird, denn eine Ungenauigkeit von ± 25 mg ergibt sich schon zwangsläufig aus der großen Oberfläche der zu wägenden Systeme durch unterschiedliche Wasserbelegung.)

Die Zunahme des Wägesystems II ergibt die gesamte CO_2-Produktion des Tieres, während sich aus der Zunahme der Wägesysteme I und II der Sauerstoffverbrauch des Tieres berechnen läßt, da während des Respirationsversuchs Sauerstoff als einziger im tierischen Organismus reaktionsfähiger Stoff dem gesamten System zugeführt wird.

Zwischen Wägesystem II und Pumpe ist ein Dreiwegehahn eingebaut, durch den eine Unterbrechung des Gasdurchsatzes durch die Respirationsapparatur bei laufender Quecksilberglockenpumpe (z. B. zum Zweck der Auswägung der Systeme) möglich ist.

Der *Respirationskasten* ist aus verzinktem Eisenblech gefertigt und hat einschließlich Futter- und Harngefäß ein Volumen von ca. 7 Lt. Futtergefäß und Wassergefäß entsprechen der von COLUMBUS[2] angegebenen Bauart. Weitere Einzelheiten über den Bau des Respirationskastens können aus der Abbildung 1 entnommen werden.

Anordnung und Aufbau der *3 Absorptionssysteme* ergeben sich aus der Abb. 1. Die größer gezeichneten Absorptionsflaschen sind gewöhnliche Woulff'sche Flaschen von 1 bis 2 l Inhalt, die kleiner gezeichneten 250er Gaswaschflaschen nach Friedrichs. Bei dieser Anordnung der Absorptionssysteme ist die Absorption quantitativ.

Die Pumpe ist wegen der hohen Flüssigkeitswiderstände im System als Quecksilberglockenpumpe ausgebildet. Ihre Funktion ergibt sich aus dem Schema der Abb. 2.

Ein Elektromotor dreht über eine Untersetzung eine Kurbelwelle, an der die Glocken der *4 Quecksilberpumpen* befestigt sind. Das Hubvolumen beträgt etwa 25 ml, die Hubzeit 2,5 Sekunden. Der Durchsatz ist damit so eingestellt, daß bei Tierversuchen die CO_2-Konzentration im System 1% nicht übersteigt.

Die Quecksilberglockenpumpe ist in ein Glasgehäuse eingebaut, das durch das Mitlaufen der Ölpumpe (s. nächsten Absatz) unter leichtem Unterdruck steht, um das Eindringen von Hg-Dämpfen in den Respirationsraum zu vermeiden. Diese Schutzmaßnahme hat sich als unbedingt erforderlich erwiesen, da bei den ersten Versuchen mit Ratten, bei denen die Pumpe frei im Raum stand, aus dem auch die Zuluft genommen wurde, nach 1 bis 2 Monaten die Versuche abgebrochen werden mußten, weil sämtliche Tiere an Störungen des zentralen Nervensystems (Störungen des Gleichgewichtssinnes, Lähmungen an den hinteren Extremitäten) erkrankten und schließlich eingingen. Daß das Quecksilber die Ursache für diese Störungen war, konnte sichergestellt werden.

Der Elektromotor der Pumpe ist über die Untersetzung gleichzeitig mit einer kleinen Ölpumpe (Exzentervakuumpumpe) gekoppelt. Diese Ölpumpe hat den Zweck, bei mechanischem Ausfall der Hg-Pumpe oder bei Stromausfall eine Sicherung auszulösen, damit die Versuche automatisch weiterlaufen und die Tiere nicht ersticken. Das *Arbeitsprinzip der Sicherungsauslösung* ist aus Abb. 1 ersichtlich. Der Druckstutzen der Ölpumpe ist mit einem Metallzylinder verbunden, in den ein Kolben eingepaßt ist, der durch eine Spiralfeder unter Spannung steht. Der Zylinder ist unten mit einem regelbaren Quetschventil versehen. Bei laufender Hg-Pumpe wird nun der Kolben durch die mitlaufende Ölpumpe hochgedrückt und verschließt durch einen Stössel über einen Hebelarm die Verbindung von zwei Wasserstrahlpumpen mit der Wasserzuleitung. Fallen die Hg-Pumpen durch Stromausfall oder durch mechanische Schäden aus, so wird der Kolben im Zylinder durch die Spiralfeder gesenkt und gibt die Öffnung zwischen Wasserstrahlpumpe und Wasserzuleitung frei, so daß dann ein Luftstrom durch die Respirationssysteme mit Hilfe der Wasserstrahlpumpe gesaugt wird. Die Anordnung ist so getroffen, daß jeweils 2 Respirationssysteme mit einer Wasserstrahlpumpe verbunden sind. In die Querverbindung der Luftleitung zu den Wasserstrahlpumpen ist ein Hg-Ventil zwischengeschaltet, um zu vermeiden, daß bei arbeitender Hg-Pumpe die Luft über die Querverbindung abgesaugt wird.

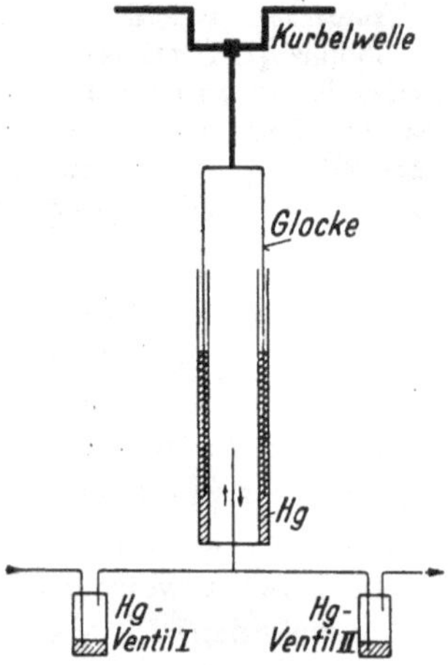

Abb. 2: Schema der Quecksilberglockenpumpe

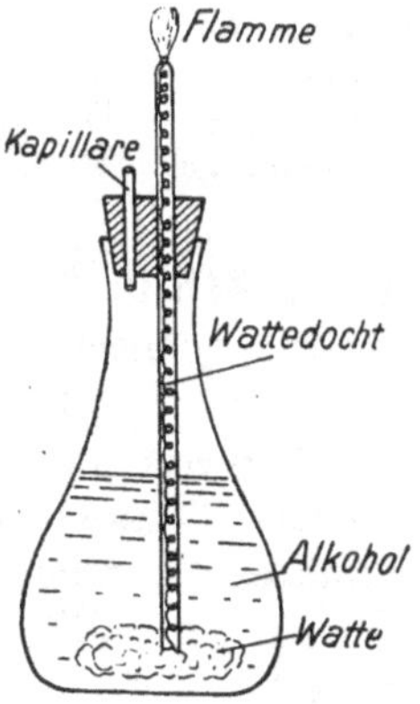

Abb. 3: Alkoholbrenner

Diese Sicherung hat sich bei den bisher schon über 2 Jahre laufenden Versuchsreihen immer gut bewährt.

Zur *Eichung der Respirationsapparaturen* wurden verschiedene Eichversuchsreihen durchgeführt. Bevor die Ergebnisse einer solchen Eichversuchsreihe mitgeteilt werden, soll die Technik der Durchführung der Eichversuche beschrieben werden. Diese Technik wird im Prinzip auch bei den Tierversuchen befolgt.

Die Eichungen werden durch Verbrennen von Alkohol im Respirationskasten durchgeführt. Zu diesem Zwecke werden Alkoholbrenner verwendet, wie sie in der Abb. 3 schematisch dargestellt sind.

In einem 100 ml-Erlenmeyerkolben, auf den ein zweifach durchbohrter Gummistopfen aufgesetzt ist, befindet sich der zu verbrennende Alkohol bekannten Gehaltes (im allgemeinen 96%ig). Von den beiden durch den Stopfen durchgeführten Glasrohren (3–4 mm Durchmesser) dient das eine als Druckausgleich; in das andere, das ziemlich bis zum Boden des Erlenmeyerkolbens reicht und das oben zu einer Spitze ausgezogen ist, ist ein gedrehter Wattefaden eingeführt, der als Docht wirkt. Bei der ausgezogenen Spitze wird der Alkohol in Brand gesetzt, wobei die zu verbrennende Alkoholmenge hauptsächlich von der Größe der Öffnung der Brennerspitze abhängig ist und hier reguliert werden kann. Bei richtiger Einstellung des Dochtes verbrennt dieser praktisch nicht, so daß sich eine diesbezügliche Korrektur erübrigt. Bei dieser Brennerkonstruktion verbrennt der Alkohol quantitativ zu CO_2 und H_2O nach der Gleichung:

$$C_2H_5OH + 3\,O_2 \rightarrow 2\,CO_2 + 3\,H_2O$$

d. h., pro Mol gebildetem CO_2 werden 1,5 Mol O_2 verbraucht.

Die *Durchführung des Eichversuchs* geschieht folgendermaßen: Zunächst wird 30 Minuten bei geschlossenem System vorventiliert; sodann werden die beiden Wägesysteme in 4 Einzelwägungen (Respirationskasten, H_2SO_4-Batterie, KOH-Batterie, H_2SO_4-Batterie) ausgewogen, wofür eine eingearbeitete Kraft 10 Minuten benötigt. Darauf wird der gewogene Alkoholbrenner angebrannt und unverzüglich in den Respirationskasten gestellt, der zu diesem Zweck durch Abschrauben des Deckels kurz geöffnet wird. Bei laufender Pumpe bleibt der Alkoholbrenner 24 Stunden im Kasten, wird dann durch nochmaliges kurzes Öffnen des Kastens herausgenommen und nach Temperaturausgleich zurückgewogen. Die Differenz der Wägungen ergibt die verbrannte Alkoholmenge. (Der durch das Öffnen des Kastens durch Eintritt von Raumluft bedingte Fehler ist so gering, daß er vernachlässigt werden kann.) Anschließend wird 1 Stunde nachventiliert, und die beiden Wägesysteme werden ausgewogen. Die Gewichtszunahme des Wägesystems I ergibt das durch die Alkoholverbrennung gebildete Oxydationswasser, die des Wägesystems II die gebildete CO_2-Menge.

In der folgenden Tabelle 1 sind die Ergebnisse der ersten Eichserie mit den 4 Respirationssystemen angegeben. Die in der Folgezeit durchgeführten Eichversuche haben immer die gleiche Größenordnung der Abweichung zwischen der aus der Alkoholverbrennung berechneten (Soll) und der wiedergefundenen Menge (Ist) der CO_2-Produktion und des Sauerstoffverbrauchs ergeben.

Das Gesamtmittel der Abweichungen dieser Eichversuchsreihe liegt für CO_2 bei – 0,4%, für O_2 bei – 0,2%, wobei die höchste Einzelabweichung für CO_2 bei 1,1%, für O_2 bei 1,9% liegt. Die Apparaturen befinden sich also in einem Zustand, der die Bestimmung des Gaswechsels der Tiere mit ausreichender Genauigkeit gestattet. Dieses ergibt sich auch aus den bisher durchgeführten Tierversuchen.

b) Respirationsapparatur für Kaninchen nach dem HALDANE-*Prinzip.*

Das *Arbeitsprinzip des Respirationsapparates für Kaninchen* nach dem Haldaneprinzip ist in der Abbildung 4 schematisch dargestellt. Es entspricht dem der vorher beschriebenen Rattenapparaturen.

Die *Wägesysteme I und II* sind auf Spezialwaagen von 50 bzw. 30 kg Tragkraft, Empfindlichkeit 100 mg, montiert (gebaut von der Firma H. Vietzke, Berlin), so daß eine Auswägung jederzeit, auch während eines laufenden Versuchs ohne Unterbrechung desselben, möglich ist. Die einzelnen Systeme sind durch hängende Gummischlauchverbindungen miteinander verbunden, die die Wägungen nicht beeinflussen. Beide Waagen sind mit einem Glasgehäuse überbaut (ähnlich wie bei einer Analysenwaage).

Der *Respirationskasten* ist vollständig gasdicht aus Eisenblech gefertigt. Er hat ein Volumen von etwa 80 l. Die Zuluft tritt über ein über die ganze Breite des Kastens geführtes und mit Bohrungen versehenes Rohr an der oberen Stirnseite des Kastens ein; die Abluft wird an der unteren Rückseite des Kastens in entsprechender Weise abgesaugt. Stirnseitig und an beiden Seitenwänden sind Fenster gasdicht eingepaßt. Futtergefäß und Harntrichter mit darüberliegendem Kotsieb sind aus verzinktem Eisenblech gefertigt und können durch Lösen einer Bügelverschraubung innerhalb von höchstens einer Minute ausgewechselt werden. Das Futtergefäß ist für Tränkwasser und Trockenfutter unterteilt und kann von außen über einen Hebel durch eine Klappe verschlossen werden. Die in der

Tabelle 1. *Eichversuche mit den Respirationsapparaturen für Ratten.*

Apparatur I							Apparatur II						
Datum	g CO_2-Produktion			g O_2-Verbrauch			Datum	g CO_2-Produktion			g O_2-Verbrauch		
	Soll	Ist	Abw. in %	Soll	Ist	Abw. in %		Soll	Ist	Abw. in %	Soll	Ist	Abw. in %
22. 3. 1954	44,3	44,0	− 0,7	48,3	47,9	− 0,8	22. 3. 1954	36,1	35,8	− 0,8	39,3	38,9	− 1,0
23. 3. 1954	49,8	49,5	− 0,6	54,3	53,6	− 1,3	29. 3. 1954	33,7	33,5	− 0,6	36,8	37,1	+ 0,8
29. 3. 1954	57,5	57,2	− 0,5	62,7	62,6	− 0,2	6. 4. 1954	60,3	60,3	± 0	65,7	66,3	+ 1,0
30. 3. 1954	32,7	32,6	− 0,3	35,7	35,9	+ 0,6	7. 4. 1954	38,9	38,9	± 0	42,4	43,2	+ 1,9
6. 4. 1954	57,3	57,2	− 0,2	62,5	62,2	− 0,3	8. 4. 1954	48,1	47,9	− 0,4	52,5	52,0	− 1,0
			− 0,5%			− 0,4%				− 0,4%			+ 0,3%
Apparatur III							Apparatur IV						
12. 4. 1954	44,38	43,90	− 1,1	48,42	48,00	− 0,9	23. 4. 1954	41,96	41,85	− 0,3	45,77	46,18	− 0,9
13. 4. 1954	68,23	67,65	− 0,9	74.43	74,24	− 0,3	26. 4. 1954	51,92	51,85	− 0,1	56,63	56,28	− 0,7
14. 4. 1934	51,96	51,55	− 0,8	56,68	56,66	± 0	27. 4. 1954	59,99	59,95	− 0,1	65,45	65,21	− 0,4
21. 4. 1954	58,82	58,40	− 0,7	64,17	63,47	− 1,1	28. 4. 1954	40,05	40,15	+ 0,3	43,69	43,86	+ 0,4
22. 4. 1954	47,47	47,50	+ 0,1	51,78	51,66	− 0,2	29. 4. 1954	60,13	60,45	+ 0,5	65,60	65,88	+ 0,4
			− 0,7%			− 0,5%				+ 0,1%			− 0,2%

Zeichnung im Querschnitt angegebene Form hat sich bewährt, da bei dieser Form die Tiere am wenigsten Futter verstreuen.

Während des Versuchs wird der Respirationskasten, der in der Waage hängt, mechanisch arretiert.

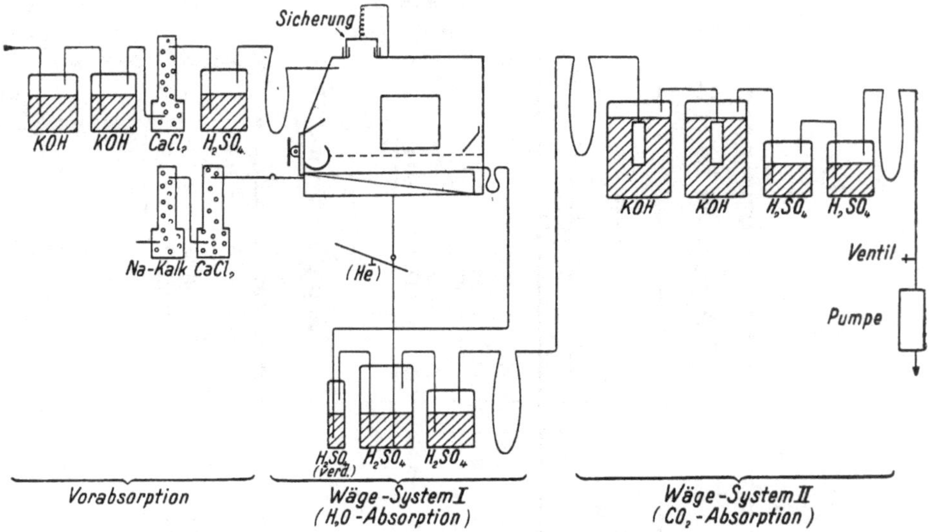

Abb. 4: Schema der Respirationsapparatur für Kaninchen nach dem Haldane-Prinzip

Am Respirationskasten ist eine Sicherung derart angebracht, daß bei Ausfall der Pumpe eine Glocke ausgehoben wird und eine Öffnung freigibt, durch die das Tier mit Luft ausreichend versorgt wird. Das Prinzip der Sicherung ergibt sich aus der Abbildung 4. Die Verwendung von Quecksilber als Dichtungsflüssigkeit ist wegen der hohen Widerstände im Absorptionssystem notwendig.

Auf dem Kasten ist eine mit Quecksilber gefüllte Rinne aufgeschweißt, in die eine Glocke eingepaßt ist, die durch eine Spiralfeder unter Spannung steht. Bei laufender Pumpe herrscht im Kasten ein Unterdruck von etwa 15 mm Quecksilbersäule, wodurch die Glocke angesaugt wird. Fällt die Pumpe aus, so gleicht sich der Druck über die vorgeschalteten Absorptionstürme für CO_2 und H_2O langsam aus, die Glocke wird durch die Spiralfeder aus der Flüssigkeitsdichtung ausgehoben und gibt die Öffnung zur Versorgung des Tieres mit Raumluft frei.

Um zu vermeiden, daß das Tier zur Feststellung seines Gewichtes während einer Respirationsperiode aus dem Kasten herausgenommen wird, ist eine Hebelvorrichtung (He) in das Wägesystem so eingebaut, daß die Wasserabsorptionsbatterie ausgehoben wird und nur der Respirationskasten, dessen Leergewicht bekannt ist, in der Waage hängt. Soll das Tier im Kasten gewogen werden, so werden Futtergefäß und Harntrichter mit Kotsieb gegen vorher auf einer technischen Präzisionswaage von 5 kg Tragkraft gewogene Gefäße ausgewechselt und dann wird der gesamte Kasten einschließlich des Tieres ausgewogen, woraus sich das Tiergewicht errechnen läßt (Genauigkeit der Tierwägung = ± 5 g).

Anordnung und Aufbau der 3 *Absorptionssysteme* ergeben sich aus der Abb. 4. Die Absorptionsflaschen sind als Woulff'sche Flaschen mit einem Fassungsvermögen von 5 bzw. 2 l ausgebildet. In den mit 20%iger KOH beschickten Absorptionsflaschen des Wägesystems 2 ist zur feinen Verteilung des Gasstroms und damit zur Erreichung einer quantitativen Absorption je eine Gasfilterfritte (Type: 135 G 1 der Fa. Schott, Jena) eingebaut.

Als Pumpe wird eine kleine Ölpumpe (Exzentervakuumpumpe) verwendet. Die Höhe des Gasdurchsatzes, der so eingestellt wird, daß die Konzentration an Kohlendioxyd im Respirationskasten größenordnungsmäßig 1% beträgt, läßt sich über ein zwischengeschaltetes Quetschventil (s. Abb. 4) regeln.

Die Versuche werden so durchgeführt, daß sich das Tier während der gesamten Stoffwechselperiode im Respirationskasten aufhält und der Gaswechsel täglich bestimmt wird. Auswägung nach 24 Stunden, Auswechseln von Futtergefäß und Harntrichter mit Kotsieb und Neueinwaage lassen sich in 5 Minuten durchführen.

Die *Eichversuche* werden praktisch in der gleichen Weise durchgeführt, wie sie bei den Respirationsapparaturen für Ratten ausführlich beschrieben sind (s. S. 86).

In der folgenden Tabelle 2 sind als Beispiel die Ergebnisse der ersten Eichserie angegeben. Die später durchgeführten Eichversuche zeigen die gleiche Größenordnung der Abweichungen zwischen der aus der Alkoholverbrennung berechneten (Soll) und der wiedergefundenen (Ist) Menge der CO_2-Produktion und des Sauerstoffverbrauchs.

Tabelle 2. *Eichversuche mit der Respirationsapparatur für Kaninchen*

Datum	g CO_2-Produktion			g O_2-Verbrauch		
	Soll	Ist	Abw. in %	Soll	Ist	Abw. in %
18. 3. 1954	40,2	40,6	+ 1,0	43,9	43,8	— 0,2
19. 3. 1954	62,0	62,0	± 0	67,7	66,8	— 1,3
22. 3. 1954	44,3	44,0	— 0,7	48,3	48,3	± 0
25. 3. 1954	67,9	67,2	— 1,0	74,1	73,8	— 0,4
29. 3. 1954	55,5	54,9	— 1,1	60,6	60,8	— 0,5
30. 3. 1954	47,0	46,8	— 0,4	51,2	51,4	+ 0,4
			— 0,4%			— 0,3%

Die *Genauigkeit der Apparatur* zur Bestimmung des Gaswechsels der Tiere ist demnach als ausreichend zu betrachten. Dieses bestätigen auch die bisher durchgeführten Tierversuche.

c) Respirationsapparaturen für Kaninchen nach dem Pettenkoferprinzip.

Wie in der Einleitung erwähnt worden ist, wurden 2 Respirationsapparaturen für Kaninchen nach dem Pettenkofersystem aufgebaut, um entsprechende apparative und methodische Erfahrungen für den Aufbau der Respirationsapparate für landwirtschaftlich genutzte Großtiere, insbesondere hinsichtlich der Gasmessungen, der kontinuierlichen Gasprobenentnahme sowie der Gasanalyse, zu sammeln.

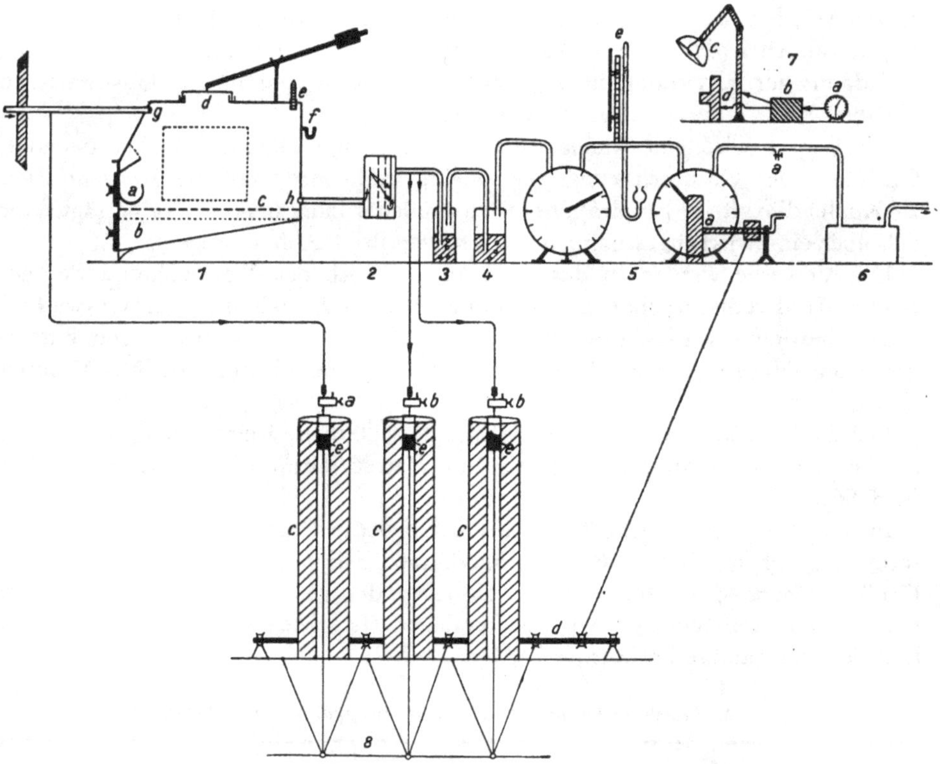

Abb. 5: Schema der Respirationsapparatur für Kaninchen nach dem Pettenkofer-Prinzip

1 Respirationskasten mit
a Futter- und Wasserbehälter
b Kotsieb und Harnblech
c Sitzrost
d Sicherungsglocke
e Thermometer
f Manometer
g Frischlufteintritt
h Respirationsluftaustritt
2 Gasmischer
3 Ammoniakabsorber
4 Befeuchtungsflasche
5 5-l-Gasuhren mit
a Rezipientenabtriebsvorrichtung von der Gasuhrenachse
6 Luftpumpe mit
a Durchsatzregelventil
7 automatische Druck- und Temperaturregistrierung mit
a Schaltuhr
b Relaiskasten
c Lampe
d Fotoapparat mit angebautem Motor zum Filmtransport
e Thermometer und Barometer
8 Rezipienten zur Gasprobenahme
a Frischluftrezipient
b Respirationsluftrezipienten
c Wassermäntel für die Rezipienten
d Abtriebswelle für die Rezipientenkolben
e Quecksilberschicht

Die *Arbeitsweise dieser Respirationsapparatur* ist in der Abb. 5 schematisch dargestellt.

Mittels einer kleinen Ölpumpe (6) (Vakuumexzenterpumpe), der ein Quetschventil (6a) zur Regulierung des Gaswechsels vorgeschaltet ist, wird Luft durch die Apparatur gesaugt.

Die Luft wird außerhalb des Gebäudes angesaugt und tritt über ein mit Bohrungen versehenes Rohr stirnseitig in den Respirationskasten (1) ein. An der Rückwand des Kastens tritt die Luft durch ein entsprechendes, ebenfalls mit Bohrungen versehenes Rohr aus dem Kasten aus und wird durch einen Gasmischer (2) geführt. Anschließend passiert die Luft eine mit verdünnter Schwefelsäure beschickte Gaswaschflasche (3) zur Absorption von mitgeführten kleinen Ammoniakmengen und wird in der dahintergeschalteten Flasche (4) befeuchtet. Darauf wird die Luft durch 2 hintereinandergeschaltete 5 l-Gasuhren (5) gesaugt, durch die die durchgesetzte Luftmenge gemessen wird. Die Verwendung der 2. Gasuhr dient nur zur Kontrolle der Durchsatzmessung.

Die *Temperatur des Luftstromes* sowie der *atmosphärische Druck* werden automatisch stündlich auf photographischem Wege (7 a–e) gemessen. Damit sind die physikalischen Konstanten des mit 100%iger relativer Luftfeuchte durch die Gasuhren gemessenen Luftdurchsatzes zur Reduktion auf Normalbedingungen gegeben.

Von der eintretenden Außenluft wird *eine aliquote Teilprobe* vor Eintritt in den Respirationskasten, von der „Respirationsluft" werden *zwei aliquote Teilproben* (8) hinter dem Gasmischer gezogen.

Diese aliquoten Teilproben des gesamten Gasdurchsatzes werden auf gasanalytischem Wege auf ihren Gehalt an CO_2 und O_2 untersucht, so daß damit bei Kenntnis des auf Normalbedingungen reduzierten Gasdurchsatzes aus der Differenz des CO_2- und O_2-Gehaltes zwischen der eintretenden Frischluft und der aus dem Respirationskasten austretenden „Respirationsluft" über die durchgesetzte Menge an N_2 + Edelgasen (s. S. 95) die CO_2-Produktion des Tieres sowie der Sauerstoffverbrauch berechnet werden kann.

Zum besseren Verständnis sollen die wichtigsten in der Abb. 5 schematisch dargestellten Bauelemente näher beschrieben werden.

Der *Respirationskasten* (1) hat ein Volumen von ca. 80 l. Stirnseitig und an beiden Seitenwänden sind Fenster gasdicht eingepaßt. Futtergefäß (a) und Harntrichter mit aufgesetztem Kotsieb (b) sind aus verzinktem Eisenblech gefertigt und lassen sich durch Öffnen von 2 Verschraubungen herausnehmen.

Die beim Respirationskasten der Haldane-Apparatur (s. S. 88) beschriebene Konstruktion mit nur einer Öffnung hat sich besser bewährt, da das Auswechseln von Futtergefäß sowie Kotsieb und Harntrichter sich schneller vornehmen läßt und außerdem die Dichtungsfläche geringer ist.

Im Kasten ist eine *Sicherung* (c) derart angebracht, daß bei mechanischen Störungen des Gasdurchsatzes oder bei Stromausfall das Tier mit Raumluft versorgt wird.

Das Prinzip der Sicherung ist folgendes: In eine auf dem Kasten aufgeschweißte Rinne, die mit Wasser gefüllt ist, taucht eine Glocke ein, die über einen Hebel mit einem Gegengewicht ausgehoben werden kann. Während der Versuche wird im Kasten ein Unterdruck von etwa 5 mm Wassersäule eingestellt, der das Ausheben der Glocke verhindert. Tritt eine Störung des Gasdurchsatzes ein, so gleicht sich über die Frischluftzuleitung der Unterdruck im Kasten aus und die Glocke wird durch das Gegengewicht ausgehoben.

Der *Gasmischer*, der eine Entmischung der Respirationsluft verhindern soll (CO_2 ist spezifisch schwerer als Luft!), hat ein Volumen von ca. 3 l. In der Mitte des Mischers sind 2 gegeneinander versetzte Lochsiebe angebracht. Die

Summe der Bohrungsquerschnitte entspricht dem Leitungsquerschnitt der Luftzuleitung.

Weiterhin sind 2 Leitbleche derart eigesetzt, daß die in den Mischer eintretende Luft den in Pfeilrichtung angedeuteten Weg nehmen muß. Die Abnahme der aliquoten Teilproben erfolgt direkt hinter dem Gasmischer, wobei die eine Probe aus der Mitte der Rohrleitung, die zweite direkt an der Wandung der Rohrleitung entnommen wird.

Die *Gasuhren* (5), die nach dem „nassen" Prinzip arbeiten, werden nach jeder Respirationsperiode (etwa alle 10 Tage) geeicht. Die *Durchführung der Eichung* läßt sich aus dem in Abb. 6 dargestellten Schema ersehen.

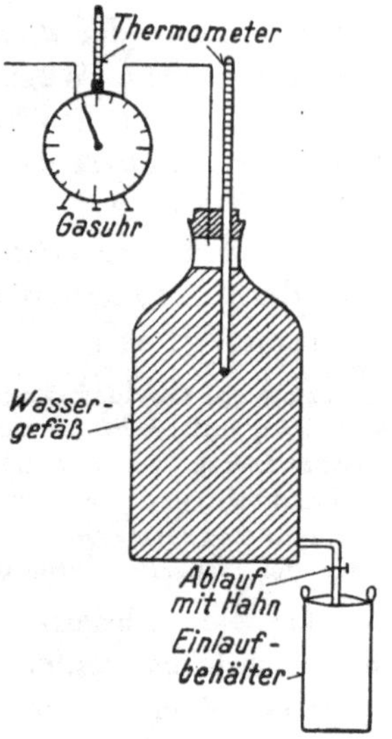

Abb. 6: Eichung der Gasuhr

Aus einem Wasserbehälter,. der mit dem Abluftstutzen der Gasuhr verbunden ist, wird in 5-facher Wiederholung soviel Wasser in entsprechende Behälter abgelassen, daß die Achse der Gasuhr eine volle Umdrehung macht. Das abgelassene Wasser, dessen Temperatur mit der Gasuhr auf 0,1° C übereinstimmen muß, wird auf einer technischen Präzisionswaage ausgewogen. Unter Berücksichtigung der Wasserdichte bei der Meßtemperatur kann das Umdrehungsvolumen der Gasuhr berechnet werden.

Von der Achse der einen Gasuhr (5 a) aus wird über eine Schneckenuntersetzung die Entnahme der aliquoten Teilproben gesteuert.

Die Messung des *atmosphärischen Drucks* und der *Temperatur des Gasstroms* erfolgt – wie erwähnt – auf photographischem Wege (7 a–e). Der Raum, in dem die Respirationsapparate aufgestellt sind, wird durch Heizelemente auf annähernd der gleichen Temperatur gehalten. Unter diesen Bedingungen hat es sich in umfangreichen Vorversuchen als ausreichend erwiesen, Temperatur des Gasstroms und atmosphärischen Druck stündlich zu registrieren, um die Reduktion des Gasdurchsatzes auf Normalbedingungen mit ausreichender Genauigkeit vornehmen zu können. Zur Messung des atmosphärischen Drucks dient ein geeichtes Quecksilberbarometer.

Die *automatische Registrierung von Druck und Temperatur* erfolgt nun in der Weise, daß durch eine Schaltuhr (7 a) stündlich Kontakt zwischen Stromquelle und Relaisschaltsystem (7 b) hergestellt wird, von dem aus die Beleuchtung der Meßinstrumente, das Auslösen des Verschlusses und der Filmtransport gesteuert wird.

Für beide Parallelapparaturen beträgt der gesamte Arbeitsaufwand für die Druck- und Temperaturmessung (einschließlich der Auswertung des Films), die von einer eingearbeiteten technischen Kraft durchgeführt werden kann, für einen 24-stündigen Respirationsversuch etwa 1 Stunde *).

Das Prinzip der *aliquoten Gasprobenentnahme* (8) ist in der Abb. 5 angedeutet. Wir hatten zunächst in Anlehnung an die von MØLLGAARD [4] beschriebene Gasprobenentnahme große Quecksilberrezipienten verwendet. Da pro Respirationsapparatur zwei Rezipienten unbedingt erforderlich sind, möglichst aber drei (1-mal für die in den Kasten eintretende Frischluft, 2-mal für die aus dem Kasten austretende „Respirationsluft") verwendet werden sollten, ergab sich pro Apparatur ein Quecksilberbedarf von etwa 75 kg nur für die Rezipienten! Da Quecksilber die beste Absperrflüssigkeit für die in den Respirationsgasen vorkommenden Gasbestandteile darstellt, da es z. B. gegenüber diesen völlig inert ist, wurde versucht, unter Beibehaltung von Quecksilber als Absperrmedium die Gasprobenentnahme so umzukonstruieren, daß der Quecksilberbedarf auf einen Bruchteil reduziert wird. Dies ist durch die in Abb. 5 skizzierte *Probenahme* gelungen, die im folgenden ausführlich beschrieben werden soll.

In einen unten tubulierten Glaszylinder von 20 cm ⌀ und 80 cm Höhe, der als Wassermantel die Temperaturschwankungen des Raumes ausgleichen soll, ist ein zylindrisch gezogenes Glasrohr von ca. 50 mm ⌀ eingesetzt. Dieses Glasrohr dient als Rezipient und ist oben mit einem doppelt durchbohrten Kapillarhahn (nach Greiner & Friedrich) versehen. Vom Hahn führt eine Kapillarleitung zu der jeweiligen Probenahmestelle des Systems, wobei die Anordnung der Bauelemente so getroffen ist, daß diese Leitungen möglichst kurz gehalten werden (Vermeidung von totem Raum!). In dem Rezipienten befindet sich ein Kolben, der mit einer Gummimanschette versehen ist. Diese Gummimanschette ist mit ca. 500 g Quecksilber überschichtet, das das Absperrmedium für die in die Rezipienten einzusaugende aliquote Teilprobe des Respirationsgases bzw. der Frischluft bildet.

Am unteren Ende der Kolbenstange ist eine Rolle befestigt, in der ein dünnes Drahtseil geführt wird. Ein Ende des Drahtseils ist über eine Stellschraube zur Feineinstellung des Quecksilber-Meniskus des Rezipienten bei Beginn des Versuchs mit der Tischfläche fest verbunden, das andere Ende ist auf einer auf die Welle (8 d) fest aufgesetzten Rolle aufgewickelt. Die Kolbenstange wird mit Hilfe einer am unteren Ende angebrachten Traverse, die gleichzeitig durch ihr

*) Z. Zt. sind wir bemüht, die automatische Druck- und Temperaturmessung auf eine schreibende Anzeige umzubauen, um den Arbeitsaufwand noch zu verringern.

Eigengewicht das über die Rolle laufende Drahtseil gleichmäßig spannt, durch zwei zwischen Tischplatte und Fußboden straff gespannte Drähte geführt. Die Welle (8 d) ist mit Hilfe einer Kette über einen Untersetzungsabtrieb (5 a) mit der Achse der einen Gasuhr leicht lösbar gekoppelt.

Zu Beginn des Versuches wird der Kolben im Rezipienten so eingestellt, daß der Quecksilber-Meniskus am kapillaren Ansatz des Rezipientenhahnes steht. Entsprechend dem Luftdurchsatz durch das System, der so eingestellt wird, daß die CO_2-Konzentration der „Respirationsluft" etwa bei 1% liegt, wird nun die Gasuhrenachse gedreht, die ihrerseits über den Untersetzungsabtrieb die in Kugellagern laufende Welle (8 d) mitnimmt. Entsprechend der Durchsatzgeschwindigkeit rollt sich von der auf der Welle (8 d) aufgesetzten Rolle das Drahtseil ab, wodurch der Kolben im Rezipienten gesenkt wird und dadurch die Gasprobe in den Rezipienten einsaugt. Durch die Kopplung des Rezipientenabtriebs mit der Gasuhr ist gewährleistet, daß die gezogene Probe absolut aliquot ist. Die Untersetzung des Abtriebs wird so eingestellt, daß sich der Kolben während des 24 Std. dauernden Versuchs je nach der Durchsatzhöhe um etwa 60–70 cm senkt.

Nach Beendigung des Respirationsversuches wird der Hahn des Rezipienten geschlossen und die Gasprobe unter Druck gesetzt. Bevor die Gasprobe in eine mit Quecksilber gefüllte Pipette zwecks gasanalytischer Untersuchung überführt wird, wird sie im Rezipienten durch Auf- und Abwärtsbewegen des Kolbens gründlich gemischt. Dies geschieht durch Drehen an der eingezeichneten Kurbel an der Abtriebsgasuhr, nachdem durch die Ausraste das Untersetzunggetriebe mit der Kettenradwelle entkoppelt ist.

Die beschriebene *aliquote Gasprobenahme* hat sich bei den bisher über ein Jahr laufenden Respirationsversuchen immer gut bewährt. Die gasanalytische Untersuchung der in das System eintretenden Frischluft sowie der über 24 Std. gezogenen Durchschnittsproben der „Respirationsluft" auf den Prozentgehalt an CO_2 und O_2 erfolgt mit einer modifizierten Apparatur nach CARPENTER, LEE und FINNERTY [1].

Über die vorgenommenen Modifikationen dieser Apparatur wird in einer weiteren Veröffentlichung [5] berichtet.

Die *Respirationsversuche* werden in der Regel so durchgeführt, daß sich das Versuchstier während der gesamten Stoffwechselperiode im Respirationskasten aufhält, wobei der Gaswechsel jeden 2. Tag über genau 24 Std. gemessen wird. Bevor der eigentliche Gaswechselversuch beginnt, wird zunächst 1 Std. vorventiliert, damit sich die Konzentrationen an den einzelnen Gasbestandteilen den unter den Bedingungen des eigentlichen Versuchs herrschenden angleichen. Bei Beginn und bei Beendigung eines jeden Gaswechselversuches wird aus dem Respirationskasten eine Gasprobe gezogen, die genau so wie die über 24 Std. gezogenen Durchschnittsproben der aus dem Kasten austretenden Respirationsluft sowie der Frischluftprobe analysiert wird. Pro Respirationstag und Apparatur sind also 5 Gasanalysen (Frischluft, 2 × Durchschnittsproben der Respirationsluft, Anfangskonzentration im Kasten, Schlußkonzentration im Kasten) durchzuführen. Begonnen wird mit der Analyse der Frischluft, um gleichzeitig eine Kontrolle zu haben, ob die Gasanalyseapparatur in Ordnung ist. Die Zusammensetzung der Außenluft hat sich als sehr konstant gezeigt. Für den CO_2-Gehalt wurden in bisher über mehrere Jahre laufenden Versuchen Schwankungen zwischen 0,028 bis 0,034%, für den Sauerstoffgehalt Schwankungen zwischen 20,935 bis 20,945% gefunden. Ergibt die Frischluftanalyse Werte, die aus diesen Grenzen herausfallen, so ist die Apparatur zu überprüfen.

Die *Berechnung der CO_2-Produktion und des Sauerstoffverbrauchs* des Tieres erfolgt aus dem auf Normalbedingungen reduzierten Durchsatz und den Gasanalysewerten über die durch den Kasten durchgesetzte Menge an Stickstoff + Edelgasen („Restgas") unter der Annahme, daß das Restgas am Stoffwechsel der Tiere nicht beteiligt ist.

Die *Eichversuche* werden analog den Tierversuchen durchgeführt. Zunächst wird mit einem Ersatzalkoholbrenner 1 Std. vorventiliert. Zum Versuchsbeginn wird er gegen einen gewogenen Alkoholbrenner ausgetauscht, wobei der Luftdurchsatz durch die Apparatur für etwa 1 Min. unterbrochen wird. Nach Einschalten des Luftdurchsatzes wird sofort eine Gasprobe aus dem Respirationskasten gezogen, um die Anfangskonzentration an den verschiedenen Gasbestandteilen bestimmen zu können. Während des über 20 bis 24 Std. laufenden Eichversuchs erfolgt die kontinuierliche Gasprobenahme der in den Respirationskasten eintretenden und der austretenden Luft analog der beim Tierversuch. Vor Beendigung des Eichversuchs wird aus dem Respirationskasten wiederum eine Gasprobe gezogen, um die Schlußkonzentration im System bestimmen zu können, und anschließend wird der Gasdurchsatz abgebrochen, der Alkoholbrenner aus dem Kasten genommen, gelöscht und nach Temperaturausgleich auf einer analytischen Waage zurückgewogen. Aus der Differenz der Wägungen ergibt sich die verbrannte Alkoholmenge bekannten Gehaltes.

Aus der folgenden Tabelle, die eine *Berechnung eines Eichversuches* wiedergibt, läßt sich das Berechnungsprinzip zur Bestimmung des Gaswechsels ersehen:

Tabelle 4. *Berechnung eines Eichversuches mit einer Respirationsapparatur für Kaninchen nach dem Pettenkoferprinzip*

Verbrannte Alkoholmenge: 56,7700 g mit 92,32 Gew. % Alkohol
entsprechend einer CO_2-Produktion von 50,66 l und einem O_2-Verbrauch von 76,43 l.

Gasdurchsatz: 3732 l bei 20,1° C, 745,6 mm Hg.-Säule und 100%iger Tension
entsprechend 3330 l Durchsatz unter Normalbedingungen.

Gasanalysen:

	% CO_2	% O_2	
Frischluft	0,029	20,945	
Resp.-Luft 1	1,526	18,810	
Resp.-Luft 2	1,526	18,811	
Anfangskonz.	1,029	19,548	(Kastenvolumen + Volumen
Schlußkonz.	1,531	18,825	des Gasmischers beträgt 80 l)

„Restgasdurchsatz": $3330 \times 0{,}79663 = 2653$ l

In den Kasten eintretendes:

$$CO_2 = \frac{2653 \times 0{,}029}{79{,}026} = 0{,}97 \text{ l}$$

$$O_2 = \frac{2653 \times 20{,}945}{79{,}026} = 703{,}14 \text{ l}$$

Aus dem Kasten austretendes:

$$CO_2 = \frac{3330 \times 1{,}526}{100} = 50{,}82 \text{ l}$$

$$O_2 = \frac{3330 \times 18{,}811}{100} = 626{,}41 \text{ l}$$

Bilanz:

	l CO_2	l O_2
Respirationsluft	50,82	626,41
Frischluft	0,97	703,14
Differenz	49,85	76,73
Korrektur für Differenz zw. Anfangs- und Schlußkonzentration	0,40	0,58
Gefunden	50,25	77,31
Aus Alkoholverbrauch ber.	50,66	76,43
Abweichung in %	—0,8	+ 1,2

Über die *Genauigkeit der Apparatur* soll als Beispiel die folgende Serie von Eichversuchen, die durch Verbrennen von Alkohol durchgeführt wurden, orientieren. Sie wurden unmittelbar vor (Dez. 1955) und nach (Jan. 1956) einem Umzug in andere Räume erhalten:

Tabelle 5. *Eichversuche mit 2 Respirationsapparaten für Kaninchen nach dem Pettenkoferprinzip*

Datum	l CO_2-Produktion			l O_2-Verbrauch		
	Soll	Ist	Abw. in %	Soll	Ist	Abw. in %
Apparatur I						
13. 12. 55	51,07	50,56	— 1,0	77,04	76,79	— 0,3
15. 12. 55	44,18	44,21	+ 0,1	66,66	66,82	+ 0,2
21. 1. 56	52,60	52,45	— 0,3	79,35	80,46	+ 1,4
23. 1. 56	34,43	34,00	— 1,1	51,95	52,52	+ 1,1
24. 1. 56	66,80	66,44	— 0,5	100,77	101,43	+ 0,7
Apparatur 2						
19. 12. 55	42,55	42,30	— 0,6	64,19	64,14	± 0,0
20. 12. 55	50,23	49,92	— 0,6	75,78	76,18	+ 0,5
21. 12. 55	49,80	49,81	± 0,0	75,13	75,39	+ 0,3
21. 1. 56	38,71	38,36	— 0,9	58,40	58,82	+ 0,7
23. 1. 56	51,81	50,81	— 0,5	77,06	77,68	+ 0,8
24. 1. 56	50,66	50,30	— 0,7	76,43	77,28	+ 1,1

Die Genauigkeit der Apparatur zur Bestimmung des Gaswechsels der Tiere ist nach diesen Eichversuchen als ausreichend zu betrachten. Dies bestätigen auch die bisher durchgeführten Tierversuche.

3. Zusammenfassung

Einleitend wurde insbesondere darauf hingewiesen, daß der Aufbau einer Reihe von Respirationsapparaten für Kleintiere einmal als Vorarbeit für den apparativen Aufbau einer Respirationsanlage für landwirtschaftlich genutzte Großtiere, zum anderen zur Schaffung der experimentellen Möglichkeiten für die Untersuchung verschiedener stoffwechselphysiologischer Grundlagenprobleme mit Kleintieren im Rahmen von Gesamtstoffwechselversuchen durchgeführt worden ist. Bei diesem Aufbau ist zur Wärmemessung auf das Prinzip der indirekten Respirationskalorimetrie und zur Gaswechselmessung auf das „offene Prinzip" zurückgegriffen worden.

Sodann sind folgende Respirationsapparate für langdauernde Gesamtstoffwechselversuche beschrieben:

a) Respirationsapparate für Ratten nach dem Prinzip von HALDANE,
b) Respirationsapparate für Kaninchen nach dem Prinzip von HALDANE,
c) Respirationsapparate für Kaninchen nach dem Prinzip von PETTENKOFER.

Die angeführten Ergebnisse der Eichversuche, deren Durchführung beschrieben wurde, zeigen, daß es mit diesen Respirationsapparaten möglich ist, zuverlässige Gaswechselmessungen an Tieren durchzuführen.

4. Literaturverzeichnis

[1] CARPENTER, T. M., LEE, R. C. und FINNERTY, A. E.: Ein Apparat für die exakte und schnelle Analyse aus einer Respirationskammer. (Wiss. Arch. Landwirtschaft, Abtl. B, *4* (1930) 1).
[2] COLUMBUS, A.: Eine Stoffwechselkäfig-Batterie für N-Bilanz-Versuche an wachsenden Ratten (Arch. Tierernährung *1* (1951) 321.)
[3] HALDANE, J.: A new form of apparatus for measuring the respiratory exchange of animals. (J. Physiol. *13* (1892) 419.)
[4] MØLLGAARD, H.: Fütterungslehre des Milchviehs. (Schaper-Verlag, Hannover, 1929.)
[5] SCHIEMANN, R.: Zur gasanalytischen Untersuchung von Respirationsgasen. (Arch. Tierernährung, im Druck.)
[6] SCHÜRCH, A.: Ein Respirationsapparat für Gesamtstoffwechselversuche an Ratten. (Travaux de Chimie alimentaire et d'Hygiène *46* (1955) 509)
[7] MANGOLD, E.: Handbuch der Ernährung und des Stoffwechsels der landwirtschaftlichen Nutztiere. Bd. III — Stoffwechsel. (Springer-Verlag, Berlin, 1931.)

(Eingegangen am 24. 9. 56)

Aus dem Oskar Kellner-Institut für Tierernährung, Rostock
(Direktor: Prof. Dr. Dr. h. c. K. NEHRING)

R. SCHIEMANN

Zur gasanalytischen Untersuchung von Respirationsgasen

1. Einleitung

Für die Gaswechselmessung im Rahmen von Gesamtstoffwechselversuchen haben sich – zumindest für die landwirtschaftlich genutzten Großtierarten – die Apparaturen der indirekten Respirationskalorimetrie nach dem „offenen Prinzip" (v. PETTENKOFER) bisher am besten bewährt, da bei diesen der apparative Aufwand am geringsten und der Chemikalienverbrauch nur klein ist. Bei der Durchführung solcher Versuche ist es erforderlich, die Zusammensetzung der in das Respirationssystem eintretenden und der aus dem Respirationssystem austretenden Luft analytisch zu bestimmen. Neben der Kenntnis der vom Tier produzierten Kohlensäure (resp. bei Wiederkäuern zusätzlich der produzierten Gärungskohlenwasserstoffe) ist aus vielfach erörterten Gründen (s. z. B. MØLLGAARD [4]) auch die Kenntnis des Sauerstoffverbrauchs der Tiere von Bedeutung. Soll also sowohl die Kohlendioxydproduktion als auch der Sauerstoffverbrauch bei Gesamtstoffwechselversuchen mit großer Genauigkeit bestimmt werden, wie es z. B. die Anwendung des Differenzverfahrens zur Produktionswertbestimmung von Futterstoffen im Rahmen von Respirationsversuchen erfordert, so muß die Gaszusammensetzung der in das Respirationssystem eintretenden und der aus dem Respirationssystem austretenden Luft aus aliquoten, über 24 h kontinuierlich gezogenen Durchschnittsproben auf gasanalytischem Wege ermittelt werden.

Im Rahmen der im OSKAR KELLNER-Institut durchzuführenden Respirationsversuche wurde bei der Gasanalyse zunächst auf die von CARPENTER, LEE und FINNERTY [3] beschriebene Gasanalyseapparatur zurückgegriffen. Es zeigte sich, daß diese Apparatur grundsätzlich für die Analyse von Respirationsgasen geeignet war, daß aber der Arbeitsaufwand für die einzelne Analyse relativ hoch lag, wodurch die Genauigkeit der Messung oft nicht genügte und auch die manuelle Bedienung insbesondere bei Serienanalysen anstrengend war. Es wurden daher einige Modifikationen an der Apparatur vorgenommen, die den Arbeitszeitaufwand verringerten, die Genauigkeit vergrößerten und die manuelle Bedienung erheblich erleichtert haben. Nachdem sich diese Modifikationen bei der Analyse von Respirationsgasen im Rahmen von laufend durchgeführten Gesamtstoffwechselversuchen seit etwa 2 Jahren gut bewährt haben, sollen sie im Folgenden beschrieben werden.

2. Beschreibung verschiedener Modifikationen an der Gasanalyseapparatur von CARPENTER, LEE und FINNERTY

In Abbildung 1 ist die von uns verwendete Gasanalyseapparatur gezeichnet. Es soll im folgenden nur auf die von uns vorgenommenen Abänderungen der Apparatur eingegangen werden; hinsichtlich der prinzipiellen Arbeitsweise sowie der Beschreibung der beibehaltenen Apparateteile wird auf die ausführliche Veröffentlichung von CARPENTER, LEE und FINNERTY verwiesen.

Die erste Abänderung der Apparatur betrifft die *Sauerstoffabsorption*. Bisher wurden für die Sauerstoffabsorption im allgemeinen alkalische Pyrogallollösungen verschiedenen Prozentgehaltes verwendet. Zur Beschleunigung der O_2-Absorption mittels einer Pyrogallollösung haben CARPENTER, LEE und FINNERTY einen Zirkulationsmechanismus angegeben, der an der Pyrogallolpipette angeschlossen war. Dies hat sich bei der Verwendung von Pyrogallol zweifelsohne bewährt; wir konnten aber niemals die Analysenzeit erreichen, die von den genannten Autoren angegeben worden ist (17–20 Min.), sondern bis zur wirklich quantitativen O_2-Absorption wurde von uns eine wesentlich längere Zeit benötigt (etwa 40–50 Min. für eine komplette Analyse von Respirationsgasen auf ihren Gehalt an CO_2 und O_2 bzw. N_2 + Edelgasen). Gleiche Beobachtungen liegen auch von anderer Seite vor.

Die Erfahrung hat fernerhin gezeigt, daß das *Arbeiten mit Pyrogallol* Schwierigkeiten macht. Ohne daß ein Grund angegeben werden kann, haben sich verschiedene Pyrogallolpräparate für die O_2-Absorption gut geeignet, andere nicht. Es war daher bei der Verwendung von Pyrogallol zur Sauerstoffabsorption nicht die gleichmäßig erforderliche Genauigkeit der gasanalytischen Meßwerte gewährleistet und außerdem lag der Arbeitszeitaufwand für die Gasanalyse sehr hoch, wodurch zusätzlich die Genauigkeit der Analysenwerte infolge möglicher Änderungen des atmosphärischen Drucks und der Temperatur vermindert wird, da ja bekanntlich durch die Volumenverminderung bei der Absorption insbesondere des Sauerstoffs das Thermobarometer der Gasanalysenapparatur (II) diese Änderungen der äußeren Bedingungen nicht mehr vollständig kompensiert.

Angeregt durch die Veröffentlichung von K. BÜCHNER [2] über die Sauerstoffbestimmung in Gasen mittels Chrom (II)-chloridlösung haben wir das auf Chrom(II)-chloridbasis von der Rhurchemie entwickelte *„RCh-O_2-Absorbens“* für die Sauerstoffbestimmung von Respirationsgasen geprüft. Es erwies sich dafür als sehr geeignet, da es sowohl eine höhere Absorptionsgeschwindigkeit als auch eine größere Absorptionskapazität für Sauerstoff aufweist als alkalische Pyrogallollösungen. Durch die Anwendung dieses Reagenzes konnte die Analysendauer auf etwa die Hälfte reduziert werden, so daß z. Zt. die Analysendauer für eine vollständige Analyse von Respirationsgasen auf ihren Gehalt an CO_2 und O_2 18–22 Min. beträgt. Für eine schnelle Absorption hat sich die in Abb. 1 skizzierte Absorptionspipette bewährt. Sie entspricht im linken Schenkel der von CARPENTER, LEE und FINNERTY angegebenen Pipette, während der rechte Schenkel als zylindrisches, gegen Atmosphäre offenes Rohr ausgebildet ist. Bis zu den eingezeichneten Marken beträgt das Volumen der Pipette ca. 250 ml, wovon der linke Schenkel ca. 55 ml faßt. Das „RCh-O_2-Absorbens“ wird

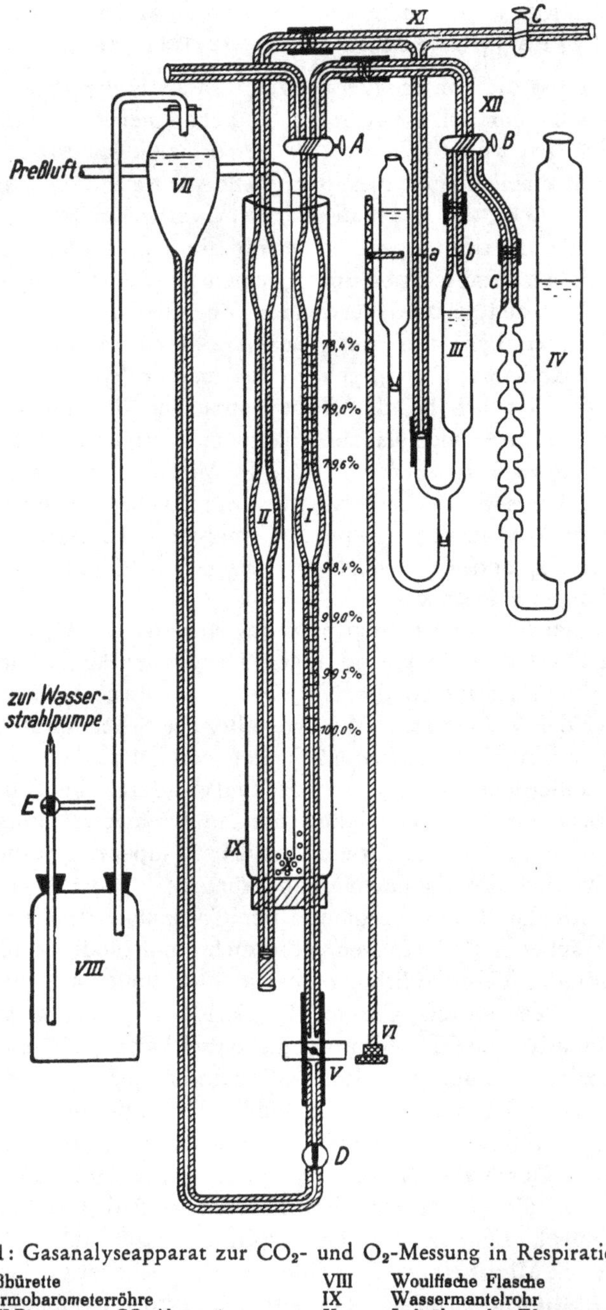

Abb. 1: Gasanalyseapparat zur CO_2- und O_2-Messung in Respirationsgasen

I	Meßbürette	VIII	Woulffsche Flasche
II	Thermobarometerröhre	IX	Wassermantelrohr
III	KOH-Pipette zur CO_2-Absorption	X	Luftrührer des Wassermantels
IV	O_2-Absorptionspipette	XI	Verbindungs-T-Stück zwischen II u. III
V	Quetschklemme zur Feineinstellung des Hg-Spiegels	XII	Verbindungsstück zwischen I, III u. IV
		A-E	Hähne
VI	Feineinstellung des KOH-Spiegels	a-c	Einstellmarken
VII	Hg-Niveaugefäß		

mit einer speziellen Ölabsperrschicht geliefert, die sich auch als Luftabschluß gegenüber der Atmosphäre (Überschichten mit 2–3 cm im rechten Schenkel) gut eignet und einen besonderen Luftabschluß überflüssig macht. Unter diesen Bedingungen können in der Regel mit einer Pipettenfüllung 100 bis 120 Analysen der Respirationsgase bzw. der Frischluft durchgeführt werden, bevor die Absorptionskapazität der Lösung merklich abnimmt und die Lösung erneuert werden muß. Der von CARPENTER, LEE und FINNERTY für die O_2-Absorption mittels Pyrogallollösungen angegebene Zirkulationsmechanismus erübrigt sich bei der Verwendung des „RCh-O_2-Absorbens", da die O_2-Absorption durch Hin- und Herziehen des Gases zwischen Bürette und O_2-Absorptionspipette sehr rasch erfolgt und bei Verwendung eines Zirkulationsmechanismus keine Zeit eingespart wird.

Die zweite vorgenommene Modifikation der Apparatur von CARPENTER, LEE und FINNERTY betrifft die *mechanische Bedienung* des Hin- und Herziehens des zu untersuchenden Gases *zwischen Meßbürette und Absorptionspipetten* sowie die *Feineinstellung der Menisken.* Diese Abänderungen erleichtern das Arbeiten mit der Apparatur erheblich und ergeben die Möglichkeit einer sehr genauen und schnellen Einstellung der Flüssigkeitsmenisken (Quecksilber in der Meßbürette, KOH bei der CO_2-Absorptionspipette und im Verbindungsschenkel zwischen dieser Pipette und dem Thermobarometer, „RCh-O_2-Absorbens" im kapillaren Ansatz der O_2-Absorptionspipette) zum Zweck der Ablesung der Gasvolumina beim Analysengang an den graduierten Abschnitten der Meßbürette. Das Hin- und Herziehen des Analysengases zwischen Meßbürette und Absorptionspipetten erfolgt in der Weise, daß über den Dreiweghahn E, der über eine Woulffsche Flasche mit dem Quecksilber-Niveaugefäß (VII) verbunden ist, entweder ein durch eine Wasserstrahlpumpe bewirktes Vakuum hergestellt wird, das das Quecksilber im Niveaugefäß hochzieht und damit das Analysengas aus der jeweiligen Absorptionspipette in die Meßbürette saugt, oder dann über den Hahn E das Quecksilber-Niveaugefäß mit der Atmosphäre verbunden wird, wodurch das Quecksilber in der Meßbürette bis etwa 3 cm unterhalb des Hahns A steigt und das Analysengas in die entsprechende Absorptionspipette drückt. Durch den Einweghahn D kann die Verbindung zwischen Quecksilber-Niveaugefäß (VII) und Meßbürette (I) in jeder Stellung des Quecksilbers in der Meßbürette unterbrochen werden. Für das Hin- und Herziehen des Analysengases bzw. auch für das Einsaugen des Analysengases in die Meßbürette ist also lediglich die Bedienung der Hähne E und D (bzw. zusätzlich der Hähne A und B zur Umschaltung auf die beiden Absorptionspipetten) erforderlich. (Vgl. hierzu auch eine Veröffentlichung von K. BLAXTER u. Mitarbeiter [1], die in neuerer Zeit einen ähnlichen Mechanismus angeben.)

Die *Feineinstellung der Flüssigkeitsmenisken* erfolgt mittels der Quetschklemme V zur Einstellung des Quecksilber-Spiegels in der Meßbürette sowie des Mechanismus VI zur Einstellung des KOH-Spiegels in der KOH-Pipette. Zu diesem Zweck ist die Meßbürette mit dem Quecksilber-Niveaugefäß mit einem talkumfreien und schwefelarmen Vakuumschlauch in der skizzierten Weise verbunden. Über die Verbindungsstelle ist eine Quetschklemme gesetzt, durch die der mit Quecksilber gefüllte Vakuumschlauch mehr oder weniger zusammengedrückt werden kann, wodurch sich bei geschlossenem Hahn D der Quecksilber-Meniskus in der Meßbürette genau einstellen läßt. Die Feineinstellung des KOH-Spiegels erfolgt durch Drehen der skizzierten Rändelschraube, wodurch das Niveaugefäß der KOH-Pipette, dessen Halterung mit einem Feingewinde verbunden ist, gehoben oder gesenkt werden kann. Quetschklemme und Rändelschraube sind nebeneinander in gleicher Höhe angebracht, so daß sie gleichzeitig unter Beobachtung der Menisken bedient werden können, wodurch eine schnelle und genaue Einstellung der Flüssigkeitsmenisken möglich ist.

3. Die Genauigkeit der Gasanalyse

Die Genauigkeit der Gasanalyse kann aus der folgenden Serie von Frischluftanalysen sowie aus dem Vergleich der Parallelanalysen von Respirationsgasen (entnommen aus parallel laufenden Rezipienten) ersehen werden, die, ohne eine Auswahl zu treffen, aus den durchgeführten Respirationsversuchen im Januar/Februar 1956 entnommen wurden.

Tabelle 1

Datum	Frischluftanalysen		Parallelanalysen von Respirationsgasen					
	% CO_2	% O_2	% CO_2	% CO_2	Diff.	% O_2	% O_2	Diff.
27. 1. 56	0,029	20,940	1,145	1,144	0,001	19,785	19,785	0,000
30. 1. 56	0,030	20'936	1,146	1,144	0,002	19'770	19,771	0,001
31. 1. 56	0,029	20,941	1,101	1,105	0,004	19,815	19,810	0,005
3. 2. 56	0,030	20,940	1,107	1,108	0,001	19,804	19,811	0,007
6. 2. 56	0,029	20,942	1,001	1,002	0,001	19,910	19,906	0,004
8. 2. 56	0,630	20,941	1,026	1,023	0,003	19,917	19,914	0,003
9. 2. 56	0,031	20,942	1,043	1,045	0,002	19,896	19,901	0,005
14. 2. 56	0,031	20,942	1,071	1,072	0,001	19,847	19,851	0,004
15. 2. 56	0,033	20,943	1,060	1,060	0,000	19,875	19,879	0,004
16. 2. 56	0,029	20,944	0,923	0,918	0,005	20,016	20,020	0,004

Als *Fehler der Einzelmessung* kann z. Zt. für Kohlendioxyd mit ± 0,002% für Sauerstoff mit ± 0,004% gerechnet werden. Da Respirationsversuche im allgemeinen so geführt werden, daß die Kohlendioxyd-Konzentration in der Respirationsluft größenordnungsmäßig bei 1% liegt (analog liegt dann das Sauerstoffdefizit der Respirationsluft gegenüber der Frischluft ebenfalls größenordnungsmäßig bei 1%), so wirkt sich der Gasanalysefehler beim Kohlendioxyd mit 0,2%, beim Sauerstoff mit 0,4% bei der Messung des Gaswechsels der Tiere aus. Diese Genauigkeit ist auch für Differenzmessungen bei Respirationsversuchen als ausreichend zu betrachten.

4. Zusammenfassung

Es wurden einige Modifikationen an der Gasanalyseapparatur von CARPENTER, LEE und FINNERTY beschrieben, die die Durchführung der Analyse von Respirationsgasen erleichtern, den Arbeitszeitaufwand verringern und die Genauigkeit der Analyse vergrößern. An Hand der Ergebnisse einer Reihe von Frischluftanalysen sowie Parallelanalysen von Respirationsgasen wurde gezeigt, daß mit der modifizierten Apparatur bei der Analyse von Respirationsgasen eine Genauigkeit der Einzelmessung von ± 0,002% beim Kohlendioxyd, von ± 0,004% beim Sauerstoff erreicht wird.

5. Literaturverzeichnis

[1] BLAXTER, K. L., GRAHAM, N. McC. und ROOK, J. A. F.: Apparatus for the determination of the energy exchange of calves and of sheep. (J. Agric. Sci. *45* (1954) 10.)
[2] BÜCHNER, K.: Die Sauerstoffbestimmung in Gasen mittels Chrom-(II)-chloridlösung. (Brennstoffchemie *33* (1952) 327.)
[3] CARPENTER, T. M., LEE, R. C. und FINNERTY, A. E.: Ein Apparat für die exakte und schnelle Analyse aus einer Respirationskammer. (Wiss. Arch. Landwirtschaft *4* (1930) 1, Abtl. B.)
[4] MØLLGAARD, H.: Fütterungslehre des Milchviehs. (Schaper-Verlag, Hannover, 1929, S. 44.)

(Eingegangen am 24. 9. 56)

Aus dem Oskar Kellner-Institut für Tierernährung, Abtlg. Leipzig
(Direktor: Prof. Dr. Dr. h. c. K. NEHRING)

K. NEHRING und *E. R. FRANKE*

Der Einfluß reiner Nährstoffe auf die Verdaulichkeit der Futterration

I. Mitteilung

Der Einfluß der Stärke

Als Grundlage für die Bewertung der Futterstoffe im Rahmen seiner Stärkewertlehre sind von O. KELLNER die Ansatzwerte genommen worden, die er mit Hilfe der Respirationsversuche an ausgewachsenen Ochsen gewonnen hatte. Er ging zunächst davon aus, die Ansatzwerte der verschiedenen reinen Nährstoffe, d. h. einmal der Kohlenhydrate z. B. der Stärke, Zellulose, des Zuckers wie auch von reinem Fett bzw. Eiweiß, zu bestimmen und festzulegen. Anschließend wurden von ihm die entsprechenden Respirationsversuche mit den verschiedenen Futterstoffen zur Bestimmung ihres Ansatzvermögens durchgeführt. Die Bestimmung des Ansatzwertes, sei es in Form von Fett oder kcal, ist somit die entscheidende Grundlage für die Bewertung der Nährstoffe wie auch der Futterstoffe insgesamt. Die Durchführung wird im allgemeinen in Form von Differenzversuchen vorgenommen. Die genaue Festlegung des Ansatzvermögens ist dabei abhängig von der Höhe der Zulage, und sie wird umso sicherer, je höher die Zulage ist, wenn keine sonstigen Nebenwirkungen auftreten. Unerwünscht ist vor allem eine Beeinflussung der Verdaulichkeit des Grundfutters, die die Auswertung der Differenzversuche ganz erheblich erschwert. Es ist seit langem bekannt, daß eine derartige Beeinflussung vor allem bei den Wiederkäuern insbesondere nach Verfütterung von Kohlenhydraten zu beobachten ist.

Der Grund liegt vor allem darin, daß die Tätigkeit der Bakterienflora im Pansen in nicht unerheblichem Umfang durch die Zufuhr von Kohlenhydraten beeinflußt werden kann, und dies tritt in einer mehr oder minder starken Depressionswirkung auf die Verdaulichkeit der übrigen Nährstoffe in Erscheinung. Bereits G. KÜHN [1] hat diese Depressionswirkung bei seinen ersten Arbeiten festgestellt. Er fand z. B. (Tab. 1):

Auch bei den Untersuchungen von KELLNER [2, 3] sind derartige Depressionswirkungen durch die Zulage von Kohlenhydraten aufgetreten. In den Respirationsversuchen von FINGERLING [4] an Pferden hat die Zulage von Stärke gleichfalls zu einer Minderung der Verdaulichkeit des Grundfutters geführt. Diese Auswirkungen erschweren in allen Fällen die Auswertung derartiger Versuche nicht unerheblich.

Tabelle 1. *Depressionswirkungen durch Stärkezulagen* (nach Versuchen von KÜHN)

Versuchsreihe	Stärkezulage g	Rohprotein g	Rohfett g	Rohfaser g	insgesamt g
1	2,0	— 22,0	—	— 54,0	— 77,0
2	2,0	— 55,6	—4,8	—189,2	—249,6
3	2,0	— 62,7	—	—132,5	—195,2
	3,5	—120,4	—	—160,6	—281,0

Es ist daher die Kenntnis über die Höhe der Depressionswirkungen bei Zufuhr von reinen Nährstoffen für die Durchführung der Respirationsversuche, insbesondere aber für ihre Anlage und Planung, von ganz wesentlichem Wert. So erschien es uns notwendig, bevor wir mit der Wiederaufnahme der Respirationsversuche in Möckern bzw. in Rostock begannen, die Befunde von KELLNER, die etwa 50 Jahre zurückliegen, nochmals zu überprüfen und in ihrem Umfang sicherzustellen.

Es ist daher von uns eine Anzahl von *Ausnutzungsversuchen* mit den verschiedenen reinen Nährstoffen *an Ochsen und Schweinen* durchgeführt worden, um an Hand dieser neuen Unterlagen nochmals dieses Problem durchzuarbeiten und damit die entsprechenden Grundlagen für die Planung der Respirationsversuche zu schaffen. Die Versuche sollten außerdem die Frage zu klären versuchen, wie hoch die eigentliche Zufuhr an den reinen Nährstoffen gesteigert werden kann, ohne daß unangenehme und störende Nebenwirkungen in Erscheinung treten.

Im folgenden soll zunächst über die Ergebnisse der Versuche über den Einfluß der *Stärke* berichtet werden, der in verschiedenen Versuchsreihen untersucht worden ist. Diese Untersuchungen erschienen uns besonders wichtig, weil wir hier auf Grund der bisherigen Erkenntnisse die stärksten Auswirkungen zu erwarten haben werden. Wie bereits gesagt, sind verschiedene Versuchsreihen mit steigenden Gaben Stärke an Ochsen und Schweinen durchgeführt worden.

I. Versuche an Ochsen

Es kamen zwei Versuchsreihen zur Durchführung. Gemäß der vorher gegebenen Problemstellung sollten die Versuche vor allem zur Klärung der Frage der Beeinflussung der Verdaulichkeit der übrigen Nährstoffe des Futters durch die Stärke wie aber auch zur Feststellung der Verdaulichkeit der Stärke selbst dienen.

Die *1. Versuchsreihe* wurde vom 9. 12. 1952 bis 25. 4. 1953 durchgeführt. Die Zahl der Tiere je Gruppe betrug jeweils 4 (Ochse Nr. 1, 3, 4 u. 6). Das Grundfutter bestand aus

5 kg Mischheu
1,5 kg Roggenkleie
1,0 kg Haferschrot
1,0 kg Kraftfuttergemisch (bestehend aus 40% Sojaextraktionsschrot, 40% Baumwollsaatmehl und 20% Rapsextraktionsschrot).

Zu diesem Grundfutter sind in den Versuchsperioden 3 verschiedene Gaben Stärke zugelegt worden, so daß sich folgende Versuchsanordnung ergab:

1. Grundfutterperiode
2. Versuchsperiode 1: Grundfutter + *500 g Stärke* = 413,8 g organ. Substanz (entsprechend 6,0% des Grundfutters)
3. Versuchsperiode 2: Grundfutter + *1500 g Stärke* = 1209,2 g organ. Substanz (entsprechend 17,4% des Grundfutters)
4. Versuchsperiode 3: Grundfutter + *2500 g Stärke* = 2031,8 g organ. Substanz (entsprechend 29,4% des Grundfutters).

Die Kartoffelstärke wurde den Tieren im trockenen Zustand mit dem Grundfutter vermischt verabreicht. Alle Gaben wurden anstandslos verzehrt. Schwierigkeiten traten nur bei dem Ochsen 3 auf, der einen dünnen Kot hatte und öfters an Verdauungsstörungen litt. Er mußte nach der 3. Periode wegen Tb-Verdacht aus dem Versuch genommen werden. Die Versuchsdurchführung geschah in der üblichen Weise. Nach einer Vorfütterungszeit von 14 Tagen wurde die Hauptperiode mit 14 Tagen durchgeführt, in der der Kot quantitativ mit Hilfe von Kotschürzen aufgefangen wurde.

Zunächst wird in der folgenden Übersicht (Tab. 2) das Ergebnis des Grundfutterversuches wiedergegeben und zwar im einzelnen für die verschiedenen Versuchstiere, um ein Bild über die Streuung zu geben.

Tabelle 2. *Verdauungskoeffizienten der Grundfutterration*

Ochse	Organische Substanz	Rohprotein	Rohfett	Rohfaser	N-freie Extraktstoffe
1	69,6	74,8	80,3	60,4	71,7
3	70,7	76'5	79,6	61,4	72,7
4	70,4	78,2	75,5	62,7	71,2
6	71,0	78,0	78,2	61,6	72,8
im Mittel	70,4 ± 0,30	76,9 ± 0,79	78,4 ± 1,06	61,5 ± 0,40	72,1 ± 0,39

Die Werte lassen erkennen, daß die Übereinstimmung zwischen den Versuchstieren eine gute war. Die Fehler lagen größtenteils unter 0,5%.

Das Ergebnis der übrigen Versuchsperioden soll zusammengefaßt behandelt werden. In der folgenden Übersicht (Tab. 3) werden zunächst die bei der Bestimmung der Gesamtverdaulichkeit erhaltenen Werte wiedergegeben.

Tabelle 3. *Verdauungskoeffizienten der Gesamtration in den Versuchsperioden*

Periode	Zulage an Stärke g	Organische Substanz	Roh-protein	Roh-fett	Roh-faser	N-freie Extrakt-stoffe
Grundfutter . .	—	70,4 ± 0,30	76,9 ± 0,79	78,4 ± 1,06	61,5 ± 0,40	72,1 ± 0,39
Versuchsperiode 1	500	71,0 ± 1,34	74,8 ± 1,28	78,2 ± 1,38	61,0 ± 2,29	74,1 ± 0,99
„ 2	1500	71,8 ± 0,51	71,1 ± 1,31	74,6 ± 0,17	56,7 ± 1,25	76,8 ± 0,21
„ 3	2500	74,2 ± 1,49	67,0 ± 1,97	76,2 ± 0,70	58,6 ± 3,46	80,3 ± 0,79

Es zeigt sich erwartungsgemäß unter dem Einfluß der Stärkezulage ein deutliches Ansteigen der Verdaulichkeit für die Gesamtnährstoffe (organ. Substanz), bedingt durch die Erhöhung der Verdaulichkeit der N-freien Extraktstoffe durch die Zufütterung der Stärke. Hingegen gibt sich schon hier bei den anderen Nährstoffgruppen (Rohprotein, Rohfett, Rohfaser) eine Minderung der Verdaulichkeit zu erkennen. Da diese Nährstoffe in der verabreichten Stärke nicht vorhanden sind, so deutet dies bereits darauf hin, daß hier eine Verdauungsdepression unter der Einwirkung der steigenden Stärkegaben eingetreten sein muß.

Es ist noch darauf hinzuweisen, daß unter dem Einfluß der Stärkezulage die Schwankungen zwischen den Werten der einzelnen Tiere nicht unwesentlich angestiegen sind. Wenn auch diese sich vielleicht noch innerhalb der bei Ausnutzungsversuchen üblichen Schwankungen halten, so zeigt doch ihr deutlicher Anstieg, daß unter dem Einfluß der Stärke eine gewisse Labilität in den Verdauungsvorgängen eingetreten ist, die vor allem auf die Beeinflussung der Bakterientätigkeit im Pansen durch die Stärke zurückzuführen sein dürfte.

Berechnet man in der üblichen Weise die Verdaulichkeit der Zulage, so ergibt sich folgendes Bild (Tab. 4).

Die Tabelle läßt erkennen, daß bei einer Zulage von nur 500 g Stärke (= ca. 6% der organischen Substanz des Grundfutters) die Streuung für die einzelnen Werte außerordentlich groß ist, so daß diese keine gesicherte Aussage gestatten. Sie bestätigen wiederum, daß es unmöglich ist, bei Differenzversuchen mit derartig kleinen Zulagen zu arbeiten, selbst wenn die Tiere in ihrem Verdauungsvermögen sehr gut übereinstimmen. Es scheint außerdem, daß die Reaktion der Tiere gegenüber der Zuführung der Stärke jeweils verschieden groß ist und auch die Gesamtschwankungen wesentlich höher sind als die in den Grundfutterperioden. Immerhin ist es interessant, daß die Werte für die Verdaulichkeit der N-freien Nährstoffe trotz der großen Schwankungen sich gut in die bei den anderen Versuchsreihen, in denen bei den höheren Zulagen die Schwankungen erheblich kleiner sind, erhaltenen Werte einfügen. Die Werte für die Verdaulichkeit der N-freien Extraktstoffe stimmen relativ gut überein und erweisen sich im ganzen als unabhängig von der Höhe der Zulage. Im Mittel der Versuche liegt ihre Verdaulichkeit bei 93,2%. Schaltet man die Versuchsperiode 1 mit ihren großen Schwankungen aus, so erhält man mit 93,6% nahezu das gleiche Ergebnis. Dieser Wert liegt etwas höher als der früher von KELLNER in seinen Untersuchungen erhaltene Wert von 90,4%.

Tabelle 4. *Verdauungskoeffizienten für die Zulagen*

Versuchs-periode Nr.	Zulage an Stärke g	Organische Substanz	Roh-protein	Roh-fett	Roh-faser	N-freie Extrakt-stoffe	Energie
1	500	80,6 ± 20,8	(Depression)	(Depression)	(Depression)	92,6 ± 10,6	75,4 ± 12,8
2	1500	78,6 ± 3,2	„	„	„	91,8 ± 1,5	76,2 ± 2,8
3	2500	87,2 ± 5,3	„	„	„	96,0 ± 2,6	85,2 ± 5,8
im Mittel		82,0 (82,3) *)				93,2 (93,6)	

*) Unter Ausschaltung der Werte der Periode 1, bei der bei den großen Schwankungen das Ergebnis unsicher erscheint.

Die Verdauungskoeffizienten für die gesamte organische Substanz liegen infolge der Depressionswirkung, die die Stärke auf die Verdaulichkeit des übrigen Grundfutters ausgeübt hat, niedriger und scheinen mit den erhöhten Zulagen etwas anzusteigen. Das gleiche gilt für die Energie, die in den verdaulichen Nährstoffen dem Tierkörper zugeführt wird.

Hier interessieren besonders die Depressionswirkungen, die von der Stärke ausgelöst worden sind. Die in den Versuchen sich ergebenden Werte sind in der folgenden Übersicht (Tab. 5) zusammengestellt worden.

Tabelle 5. *Verdauungsdepressionen durch Stärkezulagen*
Versuchsreihe I

Versuchs-periode	Stärkegabe g	Rohprotein g	Rohfett g	Rohfaser g	insgesamt g
1	500	— 23,2 ± 11,5	— 9,5 ± 4,1	— 25,9 ± 35,1	— 49,6
2	1500	— 65,0 ± 13,1	— 8,3 ± 2,3	— 85,7 ± 14,5	— 159,0
3	2500	— 126,0 ± 11,5	— 3,8 ± 3,9	— 51,0 ± 48,6	— 181,8

Trotz der großen Schwankungen, die bei den Depressionswirkungen zu erwarten waren, ergibt sich unverkennbar eine Verstärkung der Depressionswirkung mit den erhöhten Stärkegaben, wobei der weitere Anstieg bei der Steigerung von 1500 auf 2500 g sich in engen Grenzen hält.

Die Depressionswirkung erstreckt sich vornehmlich auf das Rohprotein; hier ist der Anstieg in Abhängigkeit von der Zulage besonders klar erkennbar. Auch bei der Rohfaser ist, allerdings unter recht großen Schwankungen, eine deutliche Depression in der Verdaulichkeit eingetreten. Beim Fett hingegen hält sich diese in sehr engen Grenzen.

Von Interesse dürfte sein, wie hoch die Verdauungsminderung im Verhältnis zu der gesamten Menge an verdaulichen Nährstoffen im Grundfutter ist. Aus den oben gemachten Angaben ergeben sich folgende Werte (Tab. 6):

Tabelle 6. *Depressionswirkungen der Stärke ausgedrückt in % der im Grundfutter verabreichten verdaulichen Nährstoffe*

Versuchs-periode	Stärke-gabe g	Organ. Substanz %	Roh-protein %	Roh-fett %	Roh-faser %
1	500	1,0	2,7	0,3	2,4
2	1500	3.3	7,5	4,9	8,0
3	2500	3,7	14,5	2,3	4,8

Diese Übersicht zeigt, daß die Depressionswirkung im Verhältnis zu den im Grundfutter aufgenommenen Nährstoffmengen von keinem zu großen Umfang ist. Auf die gesamte organische Substanz bezogen ergibt sich bei den höheren Stärkegaben eine Depressionswirkung von etwa 3,5%. Dabei tritt deutlich in Erscheinung, daß am stärksten die Verdaulichkeit des Rohproteins beeinflußt wird und hier bei der hohen Stärkegabe eine Verdauungsminderung von mehr als 14% eingetreten ist, während sie bei der Rohfaser und vor allem beim Rohfett einen nur geringen Umfang einnimmt.

2. *Versuchsreihe an Ochsen*

Die Versuche an Ochsen wurden im folgenden Jahr (1954) noch einmal wiederholt. Das Grundfutter wurde dieses Mal durch 300 g Weizenkleber (mit 83,94% Rohprotein) ergänzt. Dadurch sollte die Frage in die Prüfung einbezogen werden, ob es möglich ist, durch eine erhöhte Proteinzufuhr der durch die Stärke verursachten Verdauungsdepression entgegenzuwirken. Es wurden im Grundfutter verabreicht (Tab. 7):

Tabelle 7

	Organische Substanz g	Roh-protein g	Verhältnis Organ. Substanz / Roh-protein
im 1. Versuch	6918,1	1130,8	100 : 16,3
im 2. Versuch	7187,8	1336,8	100 : 18,6
	in der Zulagenperiode mit Stärke		
im 2. Versuch	8421,1	1336,8	100 : 15,8

Es kam in dieser Versuchsreihe nur eine Versuchsperiode mit einer Zulage von 1500 g Stärke (mit 82,53% Trockensubstanz) = 1233,8 g Stärke zur Durchführung. Dies entspricht einer Zulage von 17,8% der organischen Substanz des Grundfutters. Im übrigen war die Versuchsdurchführung die gleiche wie im ersten Versuch; die Zahl der Versuchstiere betrug wiederum 4. In der Versuchsperiode mit Stärke mußte ein Tier jedoch wegen Verdauungsstörungen ausgeschieden werden.

In der Grundfutter- und der Versuchsperiode wurden folgende Verdauungskoeffizienten für die Gesamtration erhalten (Tab. 8):

Tabelle 8. *Verdauungskoeffizienten*
(Gesamtration)

Periode	Organische Substanz	Rohprotein	Rohfett	Rohfaser	N-freie Extraktstoffe
Grundfutter	67,4 ± 1,4	71,0 ± 0,8	75,4 ± 1,8	60,2 ± 2,0	67,2 ± 1,4
Grundfutter + Stärke	70,0 ± 0,8	67,1 ± 0,1	76,0 ± 0,2	54,8 ± 1,7	75,7 ± 0,2

Während in der Grundfutterperiode die Übereinstimmung zwischen 3 Versuchstieren eine sehr gute war, wich das vierte Tier um mehr als 5% (nach unten hin) von den Werten der übrigen Tiere ab, so daß sich dadurch die höheren Fehler und die etwas geringere Verdaulichkeit gegenüber der 1. Versuchsreihe erklären. In der folgenden Versuchsperiode stimmte dagegen auch dieses Tier in seiner Verdaulichkeit gut mit den Ergebnissen der übrigen Tiere überein, wie der wesentlich geringere Fehler in dieser Periode zeigt.

Es ist deshalb bei der Berechnung der Verdaulichkeit der Zulage bei diesem Tier mit den Durchschnittswerten der Verdauungskoeffizienten aus der Grundfutterperiode gerechnet worden. Im übrigen ergab sich in der Versuchsperiode das gleiche Bild wie in der Versuchsreihe 1: Erhöhung der Verdaulichkeit der gesamten organischen Substanz und der N-freien Nährstoffe unter dem Einfluß der Stärkezulage, Verminderung der Verdaulichkeit für das Rohprotein.

Für die Zulage ergaben sich folgende Werte für die Verdaulichkeit (Tab. 9):

Tabelle 9. *Verdauungskoeffizienten der Zulage*

Organische Substanz	Rohprotein	Rohfett	Rohfaser	N-freie Extraktstoffe
81,9 ± 7,0	(Depression)	(Depression)	(Depression)	93,4 ± 3,6

Wir erkennen hieraus zunächst, daß die Schwankungen zwischen den verschiedenen Versuchstieren nicht unerheblich sind. Dies ist im besonderen Maße durch das eine Tier bedingt, dessen Verdaulichkeit im Grundfutter erhebliche Abweichungen gegenüber den anderen Tieren in dieser Periode aufwies. Die Mittelwerte stimmen jedoch wiederum gut mit den in der ersten Versuchsperiode erhaltenen Ergebnissen überein.

Auch in diesem Versuch ist unter dem Einfluß der Stärkebeifütterung eine gewisse Verdauungsdepression bei den anderen Nährstoffen eingetroffen. Die sich aus den Versuchsdaten ergebenden Werte sind nachfolgend zusammengestellt (Tab. 10):

Tabelle 10. *Verdauungsdepressionen durch Stärkezulage (1500 g)*

Rohprotein g	Rohfett g	Rohfaser g	insgesamt g
— 60,3 ± 4,8	— 1,6 ± 1,2	— 109,1 ± 33,1	— 171,0

Es sind somit auch bei diesem Versuch wiederum deutliche Verdauungsdepressionen eingetreten, die sich beim Rohprotein und in noch verstärktem Maße bei der Rohfaser bemerkbar machen, während beim Rohfett praktisch keine Änderung eingetreten ist. Für alle 3 Nährstoffe zusammengerechnet ergibt sich eine Verdauungsdepression von 171,0 g, das sind 2,4% der im Grundfutter verabreichten organischen Substanz.

Vergleicht man die hier erhaltenen Ergebnisse mit denen der ersten Versuchsreihe (Versuchsperiode 2 mit 1500 g Stärkezulage), so ergibt sich eine gute Übereinstimmung mit den dort erhaltenen Werten. Es sind in dieser 2. Versuchsperiode folgende Depressionswirkungen festgestellt worden:

Rohprotein g	Rohfett g	Rohfaser g	insgesamt g
— 65,0	— 8,3	— 85,7	— 159,0

Dies bedeutet, daß durch die Zulage des Proteins in Form des Weizenklebers, durch die etwa das gleiche Verhältnis von Protein zu organischer Substanz erreicht wurde wie im Grundfutter, der Umfang der Verdauungsdepression nicht vermindert wurde, so daß die Ursache hierfür anscheinend nicht in einer zu starken Erweiterung des Verhältnisses von Eiweiß zu N-freien Nährstoffen liegt, sondern wahrscheinlich in einer direkten Beeinflussung der Bakterientätigkeit durch die leicht verarbeitbare Stärke. Eine Änderung der Verdaulichkeit der Stärke ist durch die Beifütterung des Klebers nicht eingetreten.

Zusammenfassend können wir in Übereinstimmung mit den anfangs erwähnten Untersuchungen von KÜHN und KELLNER feststellen, daß durch die Beifütterung der reinen Stärke Depressionswirkungen ausgelöst werden, die abhängig sind von der Höhe der Zulage. Am stärksten betroffen wird das Rohprotein, bei dem diese Abhängigkeit besonders deutlich in Erscheinung tritt. Hier stieg die Depressionswirkung durch die höchste Stärkegabe auf über 14% des verdaulichen Proteins des Grundfutters an. Auch bei der Rohfaser sind deutliche Depressionswirkungen zu erkennen; allerdings sind hier die Schwankungen unregelmäßiger. Bezieht man die Depressionswirkung auf die gesamte organische Substanz des Grundfutters, so ist diese mit 3,5% nicht allzu hoch. Aber sie wird sich immerhin bei Differenzversuchen störend bemerkbar machen.

Die starken Schwankungen in der Verdaulichkeit der Gesamtration unter dem Einfluß der Stärke zeigen, daß eine gewisse Labilität im Ablauf der Verdauungsprozesse unter ihrem Einfluß eintritt. Damit steht im Zusammenhang, daß eine Gabe von 2500 g Stärke = ca. 30% des Grundfutters die Grenze zu sein scheint, bis zu der man mit der Zulage von Stärke bei derartigen Versuchen gehen kann.

Die Verdaulichkeit der N-freien Extraktstoffe der Zulage, d. h. der Stärke, lag im Durchschnitt aller Versuche bei geringen Schwankungen bei 95,5% und erwies sich als unabhängig von der Höhe der Zulage, so daß die Stärke bei dem Wiederkäuer als hoch verdaulich anzusprechen ist. Die gesamte „Verdaulichkeit", d. h. die der organischen Substanz der Zulage, liegt im Mittel von 82% deutlich niedriger, da sich hierbei die Depressionswirkungen auf die anderen Nährstoffe auswirken.

II. Versuche an Schweinen

Die Versuche sollten wie die entsprechenden Versuche an Ochsen Klarheit verschaffen einmal über die Verdaulichkeit der Stärke selbst bei verschieden erhöhten Gaben, weiterhin über den Einfluß auf die Verdaulichkeit der Nährstoffe des Grundfutters wie fernerhin über die Höchstmenge an Stärke, die an Schweine verabreicht werden kann. Die Versuche wurden auch hier gewöhnlich mit 4 Tieren durchgeführt, in der letzten Versuchsreihe mit 6. Die Tiere wurden im allgemeinen mit einem Gewicht von 60–70 kg in den Versuch eingestellt. Das Grundfutter war wie folgt zusammengesetzt:

1,2 kg Gerstenschrot
0,1 kg Fischmehl
0,05 kg Tierkörpermehl
dazu 15 g Mineralstoffe.

Die Ration war mit Absicht etwas knapp eingestellt, um andererseits hohe Gaben an Stärke verabreichen zu können. Es kamen 3 Versuchsreihen zur Durchführung:

Versuchsreihe 1

Die Versuche sollten nach folgendem Plan zur Durchführung kommen.

Periode 1: Grundfutter
Periode 2: Grundfutter + 300 g Stärke = ca. 20% der Grundfuttertrockensubstanz
Periode 3: Grundfutter + 600 g Stärke = ca. 40% der Grundfuttertrockensubstanz
Periode 4: Grundfutter + 1000 g Stärke = ca. 70% der Grundfuttertrockensubstanz

Die Höhe der Zulagen ist somit wesentlich größer als bei den Ochsenversuchen.

Die Stärke wurde dem Grundfutter trocken beigemischt und dann das Gesamtfutter mit etwa 2 Liter Wasser vermengt verabreicht. Die Gaben von 300 und 600 g Stärke wurden von allen Tieren anstandslos aufgenommen und ohne Störung vertragen. Bei der Gabe von 1000 g Stärke traten jedoch bei der Futteraufnahme erhebliche Schwierigkeiten auf, so daß größere Futterreste zurückblieben. Wir reduzierten die erhöhte Zulage auf 800 g (= 55,9% der Futtertrockensubstanz). Die Gabe von 800 g wurde von 2 Tieren anstandslos aufgenommen und vertragen. Bei den übrigen Tieren traten jedoch Störungen auf. Ein Tier mußte notgeschlachtet werden; der Tierarzt stellte fest, daß die Därme entzündet waren und das Muskelfleisch einen abnormen Geruch hatte. Das vierte Schwein hinterließ stärkere Futterreste, so daß es gleichfalls aus dem Versuch genommen wurde und für die letzte Versuchsperiode nur die Ergebnisse von 2 Tieren vorliegen.

Zunächst soll das Ergebnis der Grundfutterversuche kurz angegeben werden. Es wurden folgende Verdauungskoeffizienten erhalten:

Verdauungskoeffizienten des Grundfutters

Organische Substanz	Rohprotein	Rohfett	Rohfaser	N-freie Extraktstoffe
84,0 ± 0,53	86,4 ± 0,97	70,6 ± 1,82	27,5 ± 3,24	88,1 ± 0,47

Es sind auch hier recht gut übereinstimmende Werte für die Verdaulichkeit erhalten worden. Die Fehler für die Verdauungskoeffizienten der organischen Substanz wie der N-freien Extraktstoffe liegen unter 0,5 und nur beim Rohfett und bei der Rohfaser ist die Schwankungsbreite größer, was bei den geringen Gehalten verständlich ist. In den übrigen Versuchsperioden sind folgende Werte für die Verdaulichkeit erhalten worden (Tab. 11).

Tabelle 11. *Verdauungskoeffizienten der Gesamtration*

Periode	Stärkezulage g	Verdauungskoeffizienten				
		Organische Substanz	Rohprotein	Rohfett	Rohfaser	N-freie Extraktstoffe
1	—	84,0 ± 0,53	86,4 ± 0,97	70,6 ± 1,82	27,5 ± 3,24	89,1 ± 0,47
2	300	84,4 ± 0,42	82,8 ± 0,75	56,4 ± 2,56	17,8 ± 2,46	89,5 ± 0,25
3	600	85,5 ± 0,47	77,6 ± 1,23	52,7 ± 2,25	13,5 ± 2,66	91,1 ± 0,19
4	800	85,4	72,3	42,2	15,3	91,7

Zunächst ist darauf hinzuweisen, daß hier die Schwankungen in den Ergebnissen durch die Beifütterung der Stärke nicht wesentlich verändert sind, ein Zeichen, daß trotz der relativ wesentlich höheren Gaben an Stärke keine größeren Änderungen im Ablauf der Verdauungsvorgänge eingetreten sind. Die Verdauungskoeffizienten der organischen Substanz wie der N-freien Extraktstoffe sind unter der Einwirkung der hochverdaulichen Stärkezulagen angestiegen. Bei den übrigen Nährstoffen (Rohprotein, Rohfett, Rohfaser) ist dagegen auch hier ein mit der Stärkegabe zunehmender Rückgang der Verdaulichkeit festzustellen, so daß eine Depressionswirkung durch die Stärke eingetreten sein muß.

Für die Zulage ergibt sich folgende Verdaulichkeit (Tab. 12):

Tabelle 12. *Verdauungskoeffizienten der Stärkezulagen*
(Schweineversuch 1)

Stärkegabe g	Organische Substanz	Rohprotein	Rohfett	Rohfaser	N-freie Extraktstoffe	Energie oal
300	86,7 ± 2,9	(Depression)	(Depression)	(Depression)	94,6 ± 1,5	82,7 ± 3,3
600	89,2 ± 2,7	„	„	„	96,3 ± 1,1	85,6 ± 3,4
800	88,4	„	„	„	96,1	84,3
im Mittel	88,0 ± 1,7				95,6 ± 0,9	84,2

Die mittlere Verdaulichkeit der N-freien Extraktstoffe, d. h. der Stärke, liegt hier mit 95,6% sehr hoch bei geringen Schwankungen. Hingegen erscheint bedingt durch die Depressionswirkungen, die die Stärke ausgelöst hat, die Verdaulichkeit der organischen Substanz gemindert; das gleiche gilt für die Verdaulichkeit der Energie.

Das Ausmaß der Depressionswirkungen auf die anderen Nährstoffe durch die steigenden Gaben an Stärke läßt sich aus der folgenden Zusammenstellung erkennen (Tab. 13):

Tabelle 13. *Verdauungsdepression durch die Stärke bei Schweinen* (Versuch 1)

Stärkezulage g	Rohprotein g	Rohfett g	Rohfaser g	insgesamt g
300	— 7,7 ± 1,2	— 5,4 ± 0,3	— 5,7 ± 2,5	— 18,8
600	— 19,0 ± 4,1	— 6,9 ± 1,2	— 8,3 ± 2,8	— 34,2
800	— 30,9	— 11,1	— 7,8	— 49,8

Im gleichen Sinne wie bei dem Ochsenversuch nimmt auch hier die Depressionswirkung mit der steigenden Zulage regelmäßig zu. Am deutlichsten tritt dies wiederum beim Rohprotein in Erscheinung.

Bezieht man die Depressionswirkung auch hier auf die Menge der im Grundfutter verabreichten Mengen an verdaulichem Rohprotein und verdaulicher organischer Substanz, so ergibt sich folgendes Bild:

Stärkezulage g	Rohprotein %	Organ. Subst. %
300	4,0	2,0
600	9,9	3,6
800	16,1	5,2

Es ist somit die Depressionswirkung durch die Stärke, bezogen auf die Menge an verdaulichen Nährstoffen, die im Grundfutter verabreicht wurden, etwa die gleiche wie bei dem Versuch an Ochsen; es ist dabei jedoch zu bedenken, daß hier wesentlich größere Mengen an Stärke im Verhältnis zum Grundfutter verabreicht worden sind. Die Gabe von 300 g Stärke = 20% der Grundfuttertrockensubstanz liegt bereits relativ höher als die mittlere Gabe von 1500 g Stärke im Ochsenversuch. Das bedeutet, daß das Ausmaß der Depressionswirkung bei den Schweinen erheblich geringer ist als bei den Ochsen.

In bezug auf die Höhe der verabreichten Gaben ist zusammenfassend festzustellen, daß in diesem Versuch mit einer Zulage von 800 g Stärke = ca. 56% der Grundfuttertrockensubstanz bereits die Höhe einer möglichen Zulage überschritten zu sein scheint.

Versuchsreihe 2

Zur Überprüfung der hier erhaltenen Ergebnisse wurde eine zweite Versuchsreihe (gleichfalls mit 4 Tieren) in der gleichen Weise angesetzt wie in der ersten Versuchsreihe. Es kamen 3 Zulageperioden mit Stärke zur Durchführung und zwar mit

300 g Stärke = 23,6% der organischen Substanz des Grundfutters
600 g Stärke = 47,2% „ „ „ „ „
800 g Stärke = 62,9% „ „ „ „ „

Auf Grund der in der ersten Versuchsreihe gemachten Erfahrungen wurde dieses Mal die Kartoffelstärke vor der Verfütterung mit heißem Wasser aufgequollen und dann dem übrigen Futter beigemengt. Die Gaben bis 600 g wurden gut gefressen und gut vertragen. In der Periode mit 800 g ging jedoch ein Tier am 4. Tag der Vorfütterung an Herztod ein (zu starker Anteil der Kohlenhydrate in der Ration?). Die anderen 3 Tiere begannen Erscheinungen der Steifheit an den Extremitäten zu zeigen, so daß der Versuch mit 800 g Stärkezulage abgebrochen wurde und hier nur die Ergebnisse der ersten beiden Zulageperioden vorliegen.

Es ist bei diesem Versuch folgende Verdaulichkeit für die Gesamtration in den verschiedenen Versuchsperioden gefunden worden (Tab. 14):

Tabelle 14. *Verdauungskoeffizienten der Gesamtration* (Schweineversuch 2)

Periode	Futterration	Organ. Subst.	Rohprotein	Rohfett	Rohfaser	N-freie Extraktstoffe
1	Grundfutter	83,2 ± 0,52	84,7 ± 0,82	73,4 ± 2,67	21,8 ± 2,71	87,8 ± 0,24
2	„ + 300 g Stärke	84,8 ± 0,25	80,1 ± 0,53	64,8 ± 2,76	19,7 ± 1,60	90,0 ± 0,23
3	„ + 600 g Stärke	86,8 ± 0,42	80,4 ± 0,85	70,1 ± 0,63	12,9 ± 1,44	91,6 ± 0,40

Wie die Werte für den mittleren Fehler zeigen, sind die Schwankungen in allen Versuchsperioden niedrig und sie werden auch nicht durch die Stärkezulage verändert; daraus wird man schließen können, daß die Verdauungsvorgänge auch in den Zulageperioden normal verlaufen sind. Die Verdauungskoeffizienten für die organische Substanz und für die N-freien Extraktstoffe sind wie in den anderen Versuchen bei den Stärkegaben deutlich und regelmäßig angestiegen. Hingegen sind die Verdauungskoeffizienten für die anderen Nährstoffe, wenn auch in geringerem Umfang, zurückgegangen.

Für die Zulagen ergeben sich folgende Werte für die Verdaulichkeit (Tab. 15):

Tabelle 15. *Verdauungskoeffizienten der Zulagen*

Stärkegabe g	Organische Substanz	N-freie Extraktstoffe	Energie (cal)
300	92,3 ± 0,90	98,0 ± 0,85	88,9 ± 1,39
600	95,0 ± 2,33	98,0 ± 1,10	93,4 ± 3,19

Es ergibt sich bei diesem Versuch bei einem für Differenzversuche relativ kleinem Fehler eine etwas erhöhte Verdaulichkeit für die organische Substanz wie auch für die N-freien Extraktstoffe (Stärke) und die Energie, die hier im Mittel mit 89,0% bei 300 bzw. 93% bei 600 g Stärkezulage einen hohen Wert erreicht.

Die durch die Stärkezulage ausgelöste Minderung in der Verdaulichkeit der anderen Nährstoffgruppen läßt sich aus der folgenden Zusammenstellung erkennen:

Verdauungsdepression der Stärkezulagen

Stärkegabe g	Rohprotein g	Rohfett g	Rohfaser g	insgesamt g
300	— 9,1	— 3,3	— 1,3	— 13,7
600	— 8,0	— 1,3	— 5,2	— 14,7

Es zeigt sich, daß die bei diesem Versuch festgestellte Depressionswirkung deutlich kleiner ist als im ersten Schweineversuch und hier bei Erhöhung der Stärkezufuhr keinen weiteren Anstieg zeigte. Ob dieses günstigere Ergebnis mit der Vorbehandlung der Stärke zusammenhängt, muß zunächst dahingestellt bleiben.

Versuchsreihe 3

Um dieses letzte Ergebnis zu befestigen, wurde eine weitere Versuchsreihe mit steigenden Gaben Stärke angesetzt. Die Zahl der Paralleltiere wurde auf 6 erhöht. Die Zusammensetzung des Grundfutters wurde etwas abgeändert und sah nunmehr folgendermaßen aus:

600 g Gerstenschrot
600 g Maisschrot
100 g Fischmehl
75 g Futterhefe

Es wurden 3 Versuchsperioden mit steigenden Gaben Stärke (300, 600 und 900 g) durchgeführt. Zwischen der 2. und 3. Versuchsperiode (der mittleren und der hohen Gabe) wurde, um eine evtl. zu einseitige Umstellung der Verdauungsvorgänge durch die lange Beifütterung der Stärke zu mindern, eine neue Grundfutterperiode eingeschaltet, so daß sich folgender Versuchsplan ergab:

Periode	Futterration
1	Grundfutter
2	Grundfutter + 300 g Stärke = 21,6% d. org. Substanz d. Grundfutters
3	Grundfutter + 600 g Stärke = 43,1% d. org. Substanz d. Grundfutters
4	Grundfutter
5	Grundfutter + 900 g Stärke = 64,7% d. org. Substanz d. Grundfutters

Die Stärke, die wiederum in gequollener Form verabreicht wurde, ist diesmal auch in Höhe von 900 g anstandslos gefressen und ohne jegliche Störung vertragen worden; es wird dies auf die Zwischenschaltung der 2. Grundfutterperiode zurückgeführt.

Nachfolgend ist das Ergebnis der Versuche zusammengestellt (Tab. 16):

Tabelle 16. *Verdauungskoeffizienten der Gesamtration*
(Schweineversuch 3)

Periode	Stärkegabe g	Organ. Subst.	Rohprotein	Rohfett	Rohfaser	N-freie Extraktstoffe
1	—	84,1 ± 0,25	78,9 ± 0,31	68,3 ± 1,82	29,7 ± 1,55	88,2 ± 0,11
2	+ 300	86,3 ± 0,18	75,2 ± 0,63	61,8 ± 1,59	29,8 ± 0,75	91,0 ± 0,10
3	+ 600	88,3 ± 0,09	73,8 ± 0,29	59,3 ± 1,57	33,4 ± 0,86	92,7 ± 0,20
4	—	85,7 ± 0,24	81,5 ± 0,24	75,7 ± 0,82	43,6 ± 2,35	89,4 ± 0,20
5	+ 900	90,0 ± 0,31	74,7 ± 0,92	53,2 ± 2,46	33,3 ± 2,30	94,2 ± 0,18

Die ausgezeichnete Übereinstimmung zwischen den Versuchstieren in allen Perioden, die in den niedrigen Versuchsfehlern zum Ausdruck kommt, weist schon darauf hin, daß die Versuche auch bei den hohen Stärkegaben störungsfrei verlaufen sind. Im übrigen ergibt sich das gleiche Bild wie bei den vorhergehenden Versuchen: Anstieg der Verdaulichkeit der organischen Substanz und der N-freien Nährstoffe unter dem Einfluß der Stärkezulagen. Die Verdaulichkeit des Rohproteins wie des Rohfettes geht in gewissem Umfange zurück. Dieser Rückgang ist hier geringer wie in den vorhergehenden Versuchen. Für die Verdaulichkeit der Zulagen ergaben sich folgende Werte (Tab. 17):

Bei einer für Differenzversuche sehr guten Übereinstimmung zwischen den Paralleltieren in den einzelnen Perioden ist die Verdaulichkeit der gesamten organischen Substanz wie der N-freien Extraktstoffe nahezu in allen Perioden die gleiche. Die Höhe der Stärkegabe hat keine besondere Auswirkung gezeigt. Im Vergleich zu den vorhergehenden Versuchen liegen diesmal die Verdauungskoeffizienten noch etwas höher. Die Stärke erweist sich hier als vollständig verdaulich.

Tabelle 17. *Verdauungskoeffizienten der Stärkezulagen*

Stärkegabe g	Organische Substanz	Rohprotein	Rohfett	Rohfaser	N-freie Extraktstoffe	Energie (cal)
300	96,2 ± 1,4	(Depression)	(Depression)	(Depression)	100,2 ± 0,7	94,0 ± 1,5
600	98,0 ± 0,7	"	"	"	100,5 ± 0,3	96,7 ± 0,8
900	96,7 ± 0.6	"	"	"	99,8 ± 0,3	96,3 ± 0,8
im Mittel	97,0				100,1	95,7

Die für die Verdauungsdepression erhaltenen Werte sind nachfolgend zusammengestellt (Tab. 18).

Tabelle 18. *Verdauungsdepression*

Stärkegabe g	Rohprotein g	Rohfett g	Rohfaser g	insgesamt g
300	— 5,8 ± 1,4	— 2,8 ± 0,5	— 0,8 ± 0,3	— 9,4
600	— 9,6 ± 0,9	— 3,8 ± 0,9	— 0,3 ± 0,25	—13,7
900	— 7,9 ± 1,9	— 6,5 ± 1,0	— 0,0 —	—14,4

Die Werte für die Verdauungsdepressionen liegen praktisch auf der gleichen Höhe, wie sie im Schweineversuch 2 beobachtet worden sind. Auch bei der Stärkegabe von 900 g ist die Verdauungsdepression nicht weiter angestiegen. Im Verhältnis zur verdauten organischen Substanz des Grundfutters liegt sie bei 1–2%, d. h. sie ist insgesamt als gering einzuschätzen.

Betrachtet man zusammenfassend das Ergebnis der drei Versuchsreihen an Schweinen, wie sie in den später folgenden Tabellen zusammengestellt worden sind, so weichen die Ergebnisse des ersten Versuches in gewissem Umfang von denen der 2. und 3. Versuchsreihe ab. Im ersten Versuch sind die Auswirkungen der Stärkebeifütterung deutlich größer als in den beiden letzten. Dies ist wohl einmal darauf zurückzuführen, daß die Form der verabreichten Stärke eine etwas andere gewesen ist. Es scheint, daß die Verabreichung der rohen Stärke sich stärker auf die Verdauungsvorgänge auswirkt als die der gequollenen Stärke. Im letzten Versuch ist außerdem eine zusätzliche Gabe eines Vitaminpräparates (Citosan) verabreicht worden, das bei der starken Beanspruchung des Verdauungsapparates durch die Zufuhr der hohen Mengen an Stärke sich günstig ausgewirkt hat, so daß auch bei der hohen Gabe von 900 g Stärke die Verdauungsvorgänge ohne besondere Störungen abgelaufen sind. Dazu kommt, daß vor der Periode mit der hohen Stärkegabe diesmal eine neue Grundfutterperiode eingeschaltet wurde. Schaltet man den Versuch 1 aus, bei dem der Ablauf nicht störungsfrei gewesen ist, so ergibt sich die Verdaulichkeit der N-freien Extraktstoffe der Zulage, d. h. die Verdaulichkeit der Stärke im 2. Versuch zu 98,0%, im 3. Versuch zu 100%. Das bedeutet, daß für die Schweine die Stärke praktisch als vollverdaulich anzusprechen ist. Es stimmen diese Ergebnisse mit den Ergebnissen früherer Untersuchungen überein, die von FINGERLING[5, 6] durchgeführt worden sind. Er erhielt bei Zulage von 400 bzw. 500 g Stärke im Grundfutter im Mittel folgende Werte für die Verdaulichkeit:

Verdauungskoeffizienten der Kartoffelstärke
(Versuche von FINGERLING)

Organische Substanz	N-freie Extraktstoffe
95,2 (90,6—99,4)	98,9 (97,2—100,2)

Die früheren Versuche von FINGERLING sind damit gut bestätigt worden.

Die durch die verschiedenen Stärkezulagen auf die anderen Nährstoffe ausgeübten Depressionswirkungen sind für alle Versuchsreihen nochmals zusammengestellt (Tab. 19).

Tabelle 19. *Durch Stärkezulagen ausgeübte Verdauungsdepressionen*

Stärkezulage	*Versuch* 1				*Versuch* 2			
g	Roh-protein g	Rohfett g	Rohfaser g	insgesamt g	Roh-protein g	Rohfett g	Rohfaser g	insgesamt g
300	— 7,7	— 5,4	— 5,7	— 18,8	— 9,1	— 3,3	— 1,3	— 13,7
600	— 19,0	— 6,9	— 8,3	— 34,2	— 8,0	— 1,3	— 5,2	— 14,5
800	— 30,9	— 11,1	— 7,8	— 49,8				

Stärkezulage	*Versuch* 3			
g	Roh-protein g	Rohfett g	Rohfaser g	insgesamt g
300	— 5,8	— 2,8	— 0,8	— 9,4
600	— 9,6	— 3,8	— 0,3	— 3,7
900	— 7,9	— 3,8	0	— 14,4

Auch hier ergibt sich, daß die Auswirkungen der Stärkezulagen in der Versuchsreihe 1 deutlich höher sind als in den Versuchen 2 und 3. In der ersten Versuchsreihe besteht augenscheinlich auch ein direkter Zusammenhang zwischen der Höhe der Stärkezulage und der durch sie verursachten Verdauungsdepression. In der 2. bzw. 3. Versuchsreihe ist zwar auch eine gewisse Depressionswirkung der Stärkezulage auf die Verdaulichkeit der anderen Nährstoffe, insbesondere auf das Rohprotein zu erkennen; aber diese ist gering und sie steigt mit Erhöhung der Zulagen kaum an.

FINGERLING hat bei seinen bereits oben erwähnten Versuchen eine ähnliche Depressionswirkung feststellen können. Auch dort sind jedoch bei nicht unerheblichen Schwankungen im einzelnen, wie die nachfolgende Zusammenstellung zeigt, diese Auswirkungen in relativ engen Grenzen geblieben (Tab. 20).

Tabelle 20. *Depressionswirkungen durch Stärkezulagen*
(nach Versuchen von FINGERLING)

Tier Nr.	Stärkezulage g	Verdauungsdepression Rohprotein g	Rohfett g	Rohfaser g
III	500	0,8	0	0
5	400	— 5,2 — 6,2	0 — 6,7	0 — 10,6
1	500	— 9,2	— 3,7	— 5,5
3	500	— 5,1	— 7,4	— 2,9

Auch hier beträgt die Verdauungsdepression insgesamt etwa 1–2% der gesamten verdaulichen organischen Substanz des Grundfutters; sie hält sich somit in engen Grenzen.

Das Ergebnis der Versuche über die verschiedenen Stärkezulagen läßt sich dahin zusammenfassen, daß bis zu Gaben über 50% des Grundfutters die Verdaulichkeit der Stärkezulage nicht beeinflußt wird; die verabreichte Stärke ist hier als voll verdaulich anzusehen. Die durch die Stärke ausgeübte Verdauungsdepression hält sich in recht engen Grenzen, so daß es möglich erscheint, mit einer Zulage von 50% bei einem so einseitig zusammengesetzten Futter, wie es die Stärke darstellt, zu arbeiten. Es können somit den Schweinen relativ größere Gaben an Stärke verabreicht werden als an Wiederkäuer, was bedeutet, daß hier die Bestimmung des Ansatzvermögens mit größerer Genauigkeit durchgeführt werden kann.

Zusammenfassung

Es ist in Vorbereitung für spätere Respirationsversuche eine Anzahl von Ausnutzungsversuchen mit steigenden Gaben Stärke an Ochsen und Schweinen durchgeführt worden mit dem Ziel, die Höhe der Depressionswirkungen, die durch die Stärkezulagen ausgelöst werden, zu bestimmen.

Die Versuche sollten gleichfalls zur Klärung der Frage dienen, bis zu welcher Höhe Stärkezulagen verabreicht werden können, ohne daß es zu direkten Stötungen in der Verdauung bzw. im Gesundheitszustand der Tiere kommt. Es wurden hierbei folgende Ergebnisse erhalten:

I. Versuche an Ochsen

1. Mit zunehmenden Stärkegaben trat in den Ochsenversuchen eine deutlich ansteigende Depressionswirkung in Erscheinung, die sich besonders eindeutig beim Rohprotein erkennen ließ.
2. Die Verdaulichkeit der Stärke lag im Mittel der Versuche bei 93,5%, die der organischen Substanz der Stärkezulage infolge der von dieser ausgewirkten Depressionswirkung bei 82%; auf dieser Höhe lag auch die Verdaulichkeit für den Energiegehalt.
3. Als Grenze für eine Stärkezulage wird auf Grund dieser Versuche eine Gabe von 2,5 kg Stärke = ca. 30% des Grundfutters angesehen.

II. Versuche an Schweinen

4. Die an Schweinen durch steigende Stärkezulagen verursachte Depressionswirkung hielt sich in wesentlich engeren Grenzen als beim Wiederkäuer; sie trat hier fast nur beim Rohprotein in Erscheinung. Die Depressionswirkung erwies sich nahezu als unabhängig von der Höhe der Stärkebeifütterung.
5. Die Verdaulichkeit der N-freien Extraktstoffe der Stärke lag bei 98–100%, d. h. die Stärke ist hier als vollständig verdaulich anzusehen.
6. Bei Schweinen können die Gaben an Stärke, die verabreicht werden, wesentlich höher gehalten werden als bei Wiederkäuern. Es können hier Zulagen von über 50% des Grundfutters verabreicht werden, ohne Störungen befürchten zu müssen.
7. Die bei diesen Versuchen erhaltenen Ergebnisse liegen in guter Übereinstimmung mit den früher von KÜHN und KELLNER an Ochsen bzw. von FINGERLING an Schweinen erzielten Ergebnissen.

Literaturverzeichnis

[1] G. KÜHN, Landw. Vers.-Stat. 44, 318, 1894.
[2] O. KELLNER: Landw. Vers.-Stat. 53, 1, 1900.
[3] O. KELLNER (bearbeitet von R.Schiemann): Wiss. Abhandlg. d. Dtsch. Akademie d. Landwirtschaftswiss. Bd. V/3 (III. Bd. der Festschrift Möckern), 9, 1956.
[4] G. FINGERLING (bearbeitet von K. Nehring u. E. R. Franke): Wiss. Abhandlg. d. Dtsch. Akadmie der Landwirtschaftswiss. Bd. V/3 (III. Bd. der Festschrift Möckern), 9, 1956.
[5] G. FINGERLING: Landw. Vers.-Stat. 84, 149, 1914.
[6] G. FINGERLING: Landw. Vers.-Stat. 113, 1, 1932.

(Eingegangen am 21. 12. 56)

Gesellschaft für Ernährungsphysiologie der Haustiere

7. Tagung in Oldenburg am 18. Oktober 1956
(Vorsitz: Prof. Dr. Dr. W. LENKEIT-Göttingen)

Über qualitative und quantitative Fütterung in der Mastleistungsprüfung

1. KIRSCH – Hohenheim

Es wird eine Übersicht über die Regeln gegeben, nach denen die Schweine in in den Mastleistungsprüfungsanstalten gefüttert werden müssen und auf gewisse Schwierigkeiten hingewiesen, die sich vor allem dann ergeben können, wenn die einzelnen Komponenten der Mastration – besonders der überwiegend hohe Gerstenanteil – aus irgend einem Grunde nicht einwandfrei sind.

Es wird begrüßt, daß die Mastprüfungsanstalten dazu übergegangen sind, wenigstens für das Fischmehl neuerdings ein Standardprodukt zu verwenden.

Dem werden gegenübergestellt eigene Versuche an kümmernden Schweinen, die ebenfalls nach den Regeln der Mastprüfungsanstalten gefüttert wurden und bei denen es mit verhältnismäßig einfachen Mitteln der Fütterungsergänzung (Mineralstoffmischung, Vitamin-A- und D-Zusatz, Antibiotikum Aureomycin) gelang, auch in schwersten Fällen (Todeskandidaten) ohne Ausnahme zunächst einmal die Freßlust anzuregen und den normalen Zustand bezüglich Aussehen und Gewichtszunahmen wiederherzustellen. Daraus wird der Schluß gezogen, daß es sich nicht um genetisch bedingte Kümmerer gehandelt hat, sondern um umweltbedingte Kümmerzustände. Aus diesem Grunde müsse gefordert werden, daß die in den Mastprüfungsanstalten geübte Fütterungsweise revidiert und im Sinne der hier mitgeteilten Erfahrungen so ergänzt wird, daß für eine normale Entwicklung der Tiere mehr Sicherheit gegeben ist.

Der Inhalt des Referates basiert auf einer experimentellen Arbeit, die demnächst in der „Zeitschrift für Tierernährung und Futtermittelkunde" veröffentlicht werden wird: W. KIRSCH und D. FEWSON: „Untersuchungen zu Fütterungsproblemen kümmernder Schweine".

2. KRÜGER – Gießen

A) Zur Frage der quantitativen Fütterung

Fütterung nach Norm

1. Es wird eine Fütterung nach Norm, der individuellen Wachstumsintensität angepaßt, empfohlen (dem Gewicht entsprechend begrenzte Futtergaben). Die Mast auf Satt ergibt in der Regel einen höheren Futterverbrauch und damit eine geringere Futterverwertung und begünstigt die Verfettung mehr als die Fütterung nach Gewicht und Norm. Dänemark, England, Norwegen füttern seit längerer Zeit nach Norm. Nach ausländischer Meinung hat sich eine Fütterung auf Zeit (in 20–30 Min. blanker Trog) nicht so bewährt. Unter den deutschen Anstalten füttern Forchheim, Frankenforst, Gießen, Hohenheim,

Tabelle 1. *Futtergaben und Nährstoffe in den einzelnen Gewichtsabschnitten der Mastleistungsprüfungen*

Gewichts-Abschnitt	Dänemark				Giessen					Mariensee		England	Norwegen
	Futter	Magermilch	tier. v. R.	F. E.	Futter	Magermilch	GN	v. Rp.	tier. v. R.	Futter	tier. v. R.	Futter	Futter
kg	kg	kg	g		kg	kg	g	g	g	kg	g	kg	kg
10—15	0,50	1,40	42	0,70	—	—	—	—	—	—	—	0,70	0,55
15 -20	0,55	1,50	45	0,85	—	—	—	—	—	—	—	0,90	0.75
20 -25	0,80	1,70	51	1,10	—	—	—	—	—	—	—	1,10	0,85
25 -30	1,05	1,95	59	1,35	1,30	1,5	999	184	82	—	—	1.30	1,05
30—35	1,20	2,20	66	1,60	1,45	1,5	1145	199	85	1,51	80	1,50	1,25
35—40	1,45	2,45	74	1,85	1,59	1,0	1203	198	75	1,59	—	1,65	1.50
40—45	1,60	2,65	80	2,05	1,73	1,0	1302	212	80	1,95	85	1,92	1,70
45—50	1,75	2,9	87	2,25	1,87	1,0	1400	227	83	1,96	—	2,15	1,90
50—55	1,95	3,0	90	2,50	2,02	1,0	1506	242	87	—	93	2,28	2,00
55 60	2,10	3,0	90	2,65	2,16	1,0	1605	257	91	2,24	—	2,42	2,15
60—65	2,30	3,0	90	2,75	2,32	1,0	1718	273	96	—	100	2,58	2,25
65—70	2,40	3,0	90	2,9	2,49	1,0	1837	291	100	2,451	—	2,73	2,40
70—75	2,50	3,0	90	3,0	2,64	1,0	1948	268	59 - 64	—	—	2,83	2,45
75—80	2,60	3,0	90	3,1	2,76	1,0	2033	278	60 - 65	2,56	60	—	2,55
80—85	2,70	3,0	90	3,2	2,84	1,0	2090	285	61 - 66	—	—	2,92	2,65
85—90	2,80	3,0	90	3,3	2,94	1,0	2161	294	62—67	2,70	—	2,95	2,75
ab 90	—	—	—	—	3,00	1,0	2203	300	63 68	2,87	66	—	—

Mariensee nach Norm. Es ist eine für alle Anstalten einheitliche Norm festzulegen. Siehe dazu die Übersicht in den Tabellen 1 und 2.

2. Mit der Fütterung nach Norm tritt ab 70 kg, bei Umstellung der Futtermischung auf 2% Fischmehl eine Unterschreitung des Mindestbedarfes an tierischem Eiweiß (essentiellen Aminosäuren) ein. Nach unseren Untersuchungen in Gießen benötigt das Schwein von 70–90 kg etwa 80–90 g tier. Eiweiß je Tier u. Tag, in Form von Fischmehl und Magermilch, um voll mit den notwendigen Aminosäuren versorgt zu sein. Die in der bisherigen Mischung enthaltenen Mengen an verdaulichem Rohprotein und Gesamtnährstoff genügen. Es wird deshalb vorgeschlagen:
   a) Fütterung dem Gewicht entsprechend nach Norm, die noch zu vereinbaren ist.
   b) 3% (-4%) Fischmehl in der Futtermischung ab 70 kg.

B) Qualitative Fütterung

1. Güte der Gerste.
   Am besten hat sich La-Plata-Gerste mit einem Hektoliter-Gewicht über 62 kg, einem Mehlanteil von mehr als 50%, großkörnig, möglichst rein, bewährt. Sie wird am liebsten gefressen. Gleichmäßig feines Schrot (2 mm-Sieb) ist notwendig. Es ist eine durchaus zu prüfende Frage, wie weit durch eine Mischung von verschiedenen Getreidearten eine gleichmäßigere Güte erzielt werden kann.
2. Die Fischmehlfrage erscheint nunmehr geregelt.
3. Es sind zu erwägen beim Eintreffen der Tiere neben der äußerlichen Reinigung und Desinfektion: ein Vitaminstoß mit A und D_3 und eine Gabe Antibiotika.
4. Zusätzliche Beifütterungen von Vitamin A und D oder von höheren Mineralstoffgaben haben in Versuchen in Gießen keinen Ausschlag gegeben.
5. Eine $ZnCO_3$-Gabe (oder $ZnSO_4$-Gabe) zur Vorbeuge und Bekämpfung unreiner Haut ist zu erwägen.
6. Lebertran.
   In allen mit Lebertran angestellten Versuchen hat sich bei Getreide- und Getreide-Nachmehl-Mast Lebertran als ein sehr wirksames Mittel zur Erhaltung und Steigerung der Freßlust (Futteraufnahme) und der Zunahmen je Tier u. Tag erwiesen. Lebertran enthält offensichtlich neben Vit. A und D weitere wirksame Stoffe, die seine Beibehaltung wünschenswert erscheinen lassen.

C)

Um eine mehr gleichmäßige Aufzucht der Prüfungstiere zu erreichen, wird die Herausgabe von Fütterungsempfehlungen an die Züchter, welche die Fütterung von Muttersau und Ferkel einheitlich regeln, empfohlen.

3. WITT – Mariensee/Trenthorst

Mast- und Schlachtleistungsprüfungen dienen dem Zweck, die genetischen Grundlagen dieser beiden Eigenschaften zu erkennen. Das hat zur Voraussetzung, daß der wichtigste aller Umweltfaktoren, die Fütterung, in den einzelnen Prü-

Tabelle 2. *Futterverzehr (Trockenfuttermischung) je Tier und Tag in den einzelnen Gewichts-Abschnitten in verschiedenen Mastanstalten*

Gewichts-Abschnitt	Franken-forst	Mariensee	Hohen-heim	Forchheim	Giessen	Dänemark	England	Österreich	Norwegen
						Gerste o. M.		Schrot o. M.	
10—15						0,50	0,70		0,55
15—20						0,55	0,90		0,75
20—25						0,80	1,10		0,85
25—30	1,30				1,30	1,05	1,30		1,05
30—35	1,40	1,51	1,30		1,45	1,20	1,50	1,35	1,25
35—40	1,50		1,45	1,60	1,59	1,45	1,65		1,50
40—45	1,80	1,95	1,63	2,01	1,73	1,60	1,92	1,70	1,70
45—50	1,95		1,82	2,20	1,87	1,75	2,15		1,90
50—55	2,10	2,23	1,98	2,26	2,02	1,95	2,28	1,95	2,00
55—60	2,20		2,12	2,45	2,16	2,10	2,42		2,15
60—65	2,40	2,47	2,26	2,59	2,32	2,30	2,58	2,0	2,25
65—70	2,50		2,47	2,60	2,49		2,73		2,40
70—75	2,70	2,65	2,61	2,72	2,64	2,55	2,83	2,30	2,45
75—80	2,80		2,70	2,76	2,76				2,55
80—85	2,85	2,76	2,80	2,83	2,84	2,75	2,92	2,65	2,65
85—90	2,90		2,87	2,82	2,94		2,95		2,75
90—95	2,90	3,04	2,92	2,80	3,00			2,90	
95—100	2,95		2,94	2,80	3,00				
100—105	3,00	3,17	3,04		3,00			3,15	
105—110	3,05		3,11		3,00				
110—115	3,10		3,12						

fungsanstalten über die Jahre hin gleich ist und daß darin auch zwischen den verschiedenen Prüfungsanstalten eine möglichst weitgehende Übereinstimmung herbeigeführt wird. Diese Forderung wird sich nur verwirklichen lassen, wenn das dazu erforderliche, biologisch in jeder Hinsicht vollwertige Futter aus möglichst wenig Komponenten zusammengesetzt ist. Dieses besteht zur Zeit nach den Vorschlägen von Professor RICHTER – Völkenrode für den Mastabschnitt bis zu 70 kg aus 94% Gerstenschrot, 5% Fischmehl und 1% Gelitakalk, und für den Mastabschnitt von 70–110 kg aus 97% Gerstenschrot, 2% Fischmehl und ebenfalls 1% Gelitakalk. Außerdem erhalten die Tiere 1 kg Magermilch. Seit einiger Zeit werden alle Prüfungsanstalten mit einem einheitlichen aufvitaminierten Fischmehl beliefert. Das ist ein großer Vorteil, zumal zuweilen Fischmehlpartien geliefert wurden, die eine als Parakeratose bezeichnete Hauterkrankung zur Folge hatten, deren Entstehung sich keineswegs immer durch eine Beigabe von Antibioticis vermeiden ließ. Es ist aber weiter dringlich, daß die Mastprüfungsanstalten auch eine möglichst einheitliche Gerste verwenden. Die Mastprüfungsanstalt Mariensee/Rohrsen verfütterte seit ihrem Bestehen 39 verschiedene Gerstenpartien, die in den StE von 666 (100) bis 747 (112), im Eiweißgehalt aber sogar von 63 g (100) bis 102 g (162) schwankten. Der Mittelwert belief sich bei den StE auf 705 ± 3,13, beim Eiweiß auf 88,2 ± 2,08. Die mit dem bisherigen Mastprüfungsfutter in der Prüfungsanstalt Mariensee/ Rohrsen erzielten Ergebnisse sind durchaus befriedigend. Die Ausfälle beliefen sich nur auf etwa 1% der Tiere.

Da eine Verabreichung dieses Prüfungsschrotes bis zur vollen Sättigung bei sehr guten täglichen Zunahmen einen recht starken Rückenspeck und einen dadurch bedingten hohen Futteraufwand je kg Gewichtszunahme bewirkte, wurde in einem Versuch mit 194 Tieren die Tagesgabe während der ganzen Mastzeit um 12% verringert. Was diese Tiere dann in den verschiedenen Gewichtsstufen an Futter und Nährstoffen verzehrten, und wie die täglichen Gewichtszunahmen waren, zeigt die folgende Übersicht Nr. 1.

Übersicht Nr. 1. *Verzehr und Zunahmen bei eingeschränkter Futterzuteilung*

Gewichts-abschnitte	tägliche Zunahme		täglicher Schrotverzehr		tägl. Nährstoffverzehr			
					verd. Eiweiß			
kg	g	%	kg	%	g	%	St.E.	%
30–40	626	85,3	1,592	62,9	214	74,8	1211	65,7
40—50	676	92,1	1,960	77,4	244	85,3	1443	78,3
50–60	729	99,3	2,242	88,5	274	95,8	1639	88,9
60—70	752	102,4	2,448	96,6	296	103,4	1783	96.7
70–80	740	100,8	2,564	101,2	278	97,2	1874	101,7
80—90	752	102,5	2,698	106,5	291	101,7	1968	106,8
90—100	756	103,0	2,867	113,2	307	107,3	2086	113.2
100—110	777	105,9	2,997	118,3	320	111,8	2177	118,1
Ø 30–110	719	98,0	2,397	94,6	276	96,5	1761	95,6
Ø 40–110	734	100,0	2,533	100,0	286	100,0	1843	100,0

Beim Gewicht von 70 kg an wird der Fischmehlanteil, wie gesagt, von 5% auf 2% herabgesetzt. Nach Übersicht Nr. 1 stieg der Mengenverzehr an Schrot auch in den folgenden Gewichtsabschnitten gleichmäßig an. Dementsprechend erhöhte sich auch die Aufnahme an StE. Beim Eiweiß aber verringerte sich im Gewichtsabschnitt von 70–80 kg der Verzehr von 296 g auf 278 g. Im gleichen Abschnitt lag die Tageszunahme um eine Kleinigkeit von 12 g niedriger, ging sie von 752 g auf 740 g zurück, ohne daß sich diese Differenz allerdings statistisch sichern ließ.

Wenn man dann in Betracht zieht, daß bei dieser um 12% verringerten Zuteilung der Eiweißverzehr etwas zurückging und der Eiweißgehalt der verschiedenen Gerstenpartien erheblichen Schwankungen unterliegen kann, dürfte es wahrscheinlich eine zusätzliche Sicherung bedeuten, wenn man den Fischmehlanteil nicht von 5% auf 2%, sondern von 5% auf 3% herabsetzt, sofern man sich allgemein entschließt, die Futterzuteilung „nach Tabelle" vorzunehmen, auf „blanken Trog" zu füttern. Das Ergebnis dieser verringerten Futterzuteilung ist der folgenden Übersicht Nr. 2 zu entnehmen.

Übersicht Nr. 2. *Verbesserung der Futterverwertung durch Einschränkung der Futterzuteilung*

Fütterungsart	Zahl der Tiere	Mast-dauer Tage	täglicher Ø Verzehr kg*)	täglicher Ø Verzehr rel.	tägl. Zun. g	Rücken-speek cm	Futteraufwand je kg kg**)	Futteraufwand Leb.-Gew. rel.
volle Sättigung .	91	92,6	2,873	100,0	757	4,80	3,959	100,0
um 12% verring. Futtergabe . . .	194	95,6	2,527	88,0	732	4,40	3,616	91,3
Differenz		+ 3,0	— 0,346	— 12,0	— 25	— 0,40	— 0,343	— 8,7

*) ohne Magermilch **) mit Magermilch

Die Futterzuteilung war also um 346 g oder 12% geringer, die Tageszunahmen um 25 g kleiner, der Rückenspeck um 0,4 cm dünner, die Futterverwertung aber um 343 g oder 8,7% verbessert.

Auch AXELSON erreichte mit einer Futterzuteilung von 89% die optimale Futterverwertung.

Aber wenn man zur Verbesserung der Futterverwertung eine gewisse Verringerung der Futtergabe vornehmen soll, dann dürfte damit ein sehr wichtiger Beweis gegeben sein, daß es nicht nowendig ist, an der Zusammensetzung dieses Mastprüfungsfutters wesentliche Änderungen vorzunehmen, zumal es offenbar nach neueren Versuchen möglich ist, die Parakeratose, die auch bei fischmehlfreien Rationen entstehen kann, durch eine Beigabe von Spuren von Zinksulfat oder Zinkkarbonat zu beseitigen. Außerdem ist zu bedenken, daß jede Änderung des Mastprüfungsfutters eine Beeinträchtigung der Vergleichsmöglichkeiten zur Folge hat und daß ein Vergleich zwischen den Prüfungsanstalten umso schwieriger wird, je mehr Futtermittel man in dieses Prüfungsschrot hineinnimmt. Bevor man sich also zu einer Abänderung entschließt, sollte man in exakten Versuchen statistisch nachgewiesen haben, daß das neue Mastprüfungsschrot dem bisherigen überlegen ist.

Diskussion

In der Diskussion zu den Vorträgen entstanden weiter offene Fragen zur Fütterungsweise, der Qualität der Mischungskomponenten für das Mastfutter sowie Fragen zur Parakeratose und Knochenweiche, die bei der bisherigen Fütterung in der Mastleistungsprüfung beobachtet wurde.

Es wurde festgestellt, daß die Art der Aufzucht der Ferkel für die spätere Mastleistung von entscheidender Bedeutung ist.

Für den Arbeitsausschuß „Fleischerzeugung" der Deutschen Gesellschaft für Züchtungskunde brachte Herr Prof. HARING-Göttingen die Bitte ein, die Gesellschaft für Ernährungsphysiologie der Haustiere möge eine Fütterungsempfehlung auch für Züchter geben, die Schweine in die Mastleistungsanstalt einbringen.

Die Gesellschaft für Ernährungsphysiologie der Haustiere bildete eine Kommission zur Ausarbeitung entsprechender Richtlinien für die Fütterung bei Mastleistungsprüfungen.

BRUNE-Göttingen

Eingegangen am 12. 1. 57

FSC
www.fsc.org
MIX
Papier | Fördert
gute Waldnutzung
FSC® C083411

Kolibri 360 GmbH
Ferdinand-Jühlke-Straße 7
99095 Erfurt, Deutschland
produktsicherheit@kolibri360.de